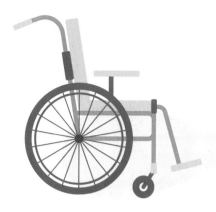

肿瘤患者

关心的那些事

主　编　王天宝　朱科第
副主编　唐建宁　梁　路　梁靖媛
编委（按姓氏笔画排序）
　　　　马　雪　文成玉　王关芬　邱　悦　李自全　吴师容
　　　　唐　媛　傅柄钢　曾德玲　熊竹娟　潘天燕
审　稿　金永东　张旭东　李　娟　江庆华　张　伟
　　　　李岳冰　杨中华

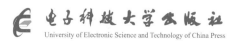

电子科技大学出版社
University of Electronic Science and Technology of China Press
·成都·

图书在版编目(CIP)数据

肿瘤患者关心的那些事 / 王天宝，朱科第主编. —
成都：电子科技大学出版社，2022.12

ISBN 978-7-5647-9391-3

Ⅰ. ①肿… Ⅱ. ①王… ②朱… Ⅲ. ①肿瘤－基本知
识 Ⅳ. ①R73

中国版本图书馆 CIP 数据核字（2021）第 268846 号

肿瘤患者关心的那些事

王天宝　　朱科第　　主编

策划编辑　郭蜀燕
责任编辑　郭蜀燕

出版发行　电子科技大学出版社
　　　　　成都市一环路东一段 159 号电子信息产业大厦九楼　　邮编　610051
主　　页　www.uestcp.com.cn
服务电话　028-83203399
邮购电话　028-83201495

印　　刷　成都市火炬印务有限公司
成品尺寸　185mm×260mm
印　　张　6.75
字　　数　97 千字
版　　次　2022 年 12 月第 1 版
印　　次　2022 年 12 月第 1 次印刷
书　　号　ISBN 978-7-5647-9391-3
定　　价　40.00 元

前　言

据统计，全球恶性肿瘤的发病率逐年上升，并严重危害着人类的健康。一旦被确诊为癌症，往往会给患者本人及患者家属带来巨大的恐惧，有些患者甚至还病急乱投医，错失了最佳治疗时机，造成不可逆的后果。

那么，在确诊、治疗以及康复期间，如何积极面对疾病，避免误区，有效地与专业的医生团队沟通，如何开展积极有效的治疗和进补等，这些问题都是患者及家属迫切想要和需要了解的。四川省肿瘤医院专业医疗团队参考国内外相关的先进标准，针对肿瘤患者及家属常疑惑的问题，编写了本书，以期达到科普、答疑、解惑的目的。

本书分为预防/解惑篇、临床疗护篇、生活养护篇、营养篇和中医/康复篇，涉及肿瘤预防、肿瘤治疗、营养学、心理学、中医学、药理学、护理学、康复（运动）学等多个学科，覆盖胸、腹、头颈等多部位肿瘤常见问题，并对放射治疗以及化学治疗常见的副反应、肿瘤术后的注意事项进行了解答。这本科普图书适用于关注肿瘤防治的大众读者以及肿瘤患者及其家属，能够对其关注的多方面的问题进行解答。我们将以此为契机，积极与医院科普部门及其他专科一起，着手准备更加权威、全面的科普读物，为广大患者及家属答疑解惑，提供更优质的医疗服务。

感谢四川省肿瘤医院金永东、张旭东、李娟、江庆华、张伟、李岳冰、杨中华在繁忙的工作之余承担了本书的审稿任务，凭借深厚的专业知识和严谨的治学态度选出了优秀的稿件。本书的出版得到了电子科技大学出版社的大力支持，在此表示感谢！

编　者

2022 年 6 月 8 日

目 录

预防/解惑篇

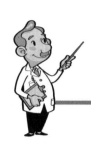

宫颈癌的筛查与预防

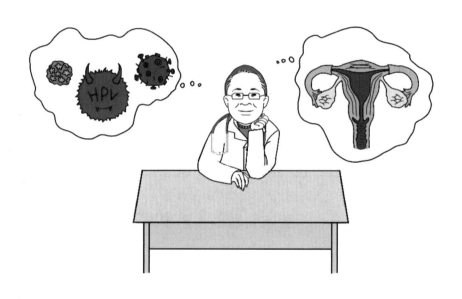

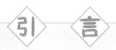

引　言

　　根据世界卫生组织国际癌症研究机构发布的2020年全球癌症负担数据显示：宫颈癌在中国每年的新发病例是13万，世界范围内每1分钟就有1例新发病例，每2分钟就有1名女性死于宫颈癌。宫颈癌的高危因素主要是高危型HPV持续感染和宫颈上皮受损，因此宫颈癌筛查尤为重要。这是因为它病因明确，变化过程漫长，早期诊断、早期治疗预后好。通过接种HPV疫苗可预防大部分宫颈癌的发生，所以宫颈癌被称为最有可能被人类征服的癌症！基于此，宫颈癌的相关科普尤为重要，下面将对大家最关心的几个问题进行回答。

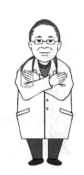

问：宫颈癌筛查是如何进行的？会很疼吗？

医生答： 宫颈癌初筛筛查的常用方法是TCT（宫颈细胞学检查）或/和HPV（人乳头瘤病毒）检测，两者都是用特制的刷子刷取宫颈脱落细胞，前者是从细胞病理学的角度去发现有无肿瘤细胞，后者是从病因学角度去发现有无致病原因（即人乳头瘤病毒）。因为要在宫颈容易发生癌变的鳞状上皮和柱状上皮交接的地方刷取脱落细胞，要使用窥阴器暴露宫颈，所以在暴露的过程中会有轻微的不适感，受检者如果放松些，感觉会好很多。未产、绝经后的女性做筛查时不适感可能会相对增加。但是请放心，一个有经验的妇科医生一定会想办法，用一些手法、技巧减轻这种不适感。

问：什么时候检查？检查前有哪些注意事项？

医生答： 检查需要安排在非经期，采取标本前24～48小时内禁止性生活、阴道检查、阴道灌洗及用药。有阴道炎症时，应先进行治疗，以免在涂片中充满大量白细胞和炎症细胞而影响诊断。

问：检查后有阴道出血，是医生太用力了吗？

医生答： 宫颈组织较脆弱，检查后可能有少许阴道出血，这是因为在取样刷取宫颈脱落细胞时，可能刺激到宫颈。检查后2～3天内会有少许阴道流血，这属于正常现象，可能是宫颈炎症等。若出血时间长、流血多则需前往医院明确出血原因。

问：未婚女性可以做宫颈癌筛查吗？

医生答： 准确来讲，无性生活史的女性不建议
做宫颈癌筛查，因为要使用窥阴器暴露宫颈。未婚
有性生活史的女性是可以做宫颈癌筛查的，但应先
与妇科医生进行沟通，听取医生的意见。

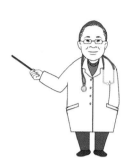

问：什么时候开始筛查？

医生答： 建议有性生活史的女性从21岁开始宫颈癌筛查。

问：每年都需要筛查吗？还是间隔多久筛查？

医生答： 建议21~29岁女性进行单独细胞学检查，如果连续3年
筛查结果正常，可每3年一次。30岁以前不把HPV检测作为宫颈癌筛
查项目，因为性活跃期的女性易发生一过性HPV感染。近年来，随着
对HPV研究越多，HPV检测方法也越多，可考虑将HPV检测也列入
30岁以前女性筛查项目。30~65岁女性推荐每5年进行细胞学和HPV
联合筛查，或每3年进行单独细胞学检查。单用细胞学检查对宫颈腺
癌的检出率较宫颈鳞癌低，故联合筛查对宫颈腺癌及癌前病变具有更
多优势。另外，还需要结合筛查结果来看，以排除炎症细胞等干扰因
素。与普通女性相比，具有下列危险因素的女性，需要针对具体情况
制订更频繁的宫颈癌筛查：HIV感染女性，免疫功能低下女性（如实
体器官移植者），出生前有过己烯雌酚接触者，CIN（宫颈上皮内瘤
变）Ⅱ级、Ⅲ级或癌症治疗后妇女。

问：什么年龄可停止宫颈癌筛查？

医生答：目前，大多数诊疗规范推荐的宫颈癌筛查终止年龄在65岁，但前提条件是既往宫颈癌筛查充分阴性。即最近10年内有连续三次细胞学阴性或连续两次联合检测结果阴性，且最近一次筛查在过去5年内进行。若既往检查有宫颈鳞状上皮内瘤变或原位癌，则要求在病变自然逆转或合理治疗后持续筛查20年。

问：对已行子宫切除术的妇女还需要筛查吗？

医生答：既往无 CIN Ⅱ 级或更高病变的全子宫切除妇女，不需要再进行常规细胞学筛查和 HPV 检测。

既往有 CIN Ⅱ 级或更高病变的全子宫切除妇女，术后阴道残端仍可能发生上皮内瘤样病变或浸润癌。在初次治疗监测期后，每3年进行细胞学筛查并持续20年。宫颈癌患者在任何时间点可进行筛查。对 CIN Ⅱ 级或更高病变并保留宫颈的妇女，建议继续筛查20年。

问：HPV 是如何传播的？

医生答：HPV 主要通过性生活或密切接触传播。

问：发生了 HPV 感染，一定会得宫颈癌吗？

医生答：80%以上的女性一生中至少有过一次 HPV 感染，90%以上的 HPV 感染可在两年内自然清除，仅不足1%的患者发展至子宫颈癌前病变和子宫颈癌。HPV16 和 HPV18 型与宫颈癌关系最为密切，需警惕！不论细胞学检查结果如何，都应进行阴道镜检查，必要时进行活检。高危型HPV持续性感染是下生殖道高级别上皮内病变和癌发生的必要因素。

问：HPV疫苗的接种年龄？

医生答： 在我国优先推荐9～26岁女性接种HPV疫苗，特别是17岁之前的女性；同时推荐27～45岁有条件的女性接种HPV疫苗。

问：接种HPV疫苗后还需要进行子宫颈癌筛查吗？

医生答： ①HPV疫苗对未暴露于疫苗相关HPV型别的人群保护效力较好，但对于存在HPV感染或相关疾病危险因素（如多性伴、既往感染过疫苗相关HPV型别、免疫缺陷等）的人群有效性降低；②HPV疫苗是预防性疫苗，不能治疗已感染的HPV及相关疾病，不能预防所有HPV型别感染，也不能阻止HPV感染至疾病进展；③少数子宫颈癌可能与HPV感染无关，特别是HPV阴性的特殊类型癌；④自2006年HPV疫苗上市以来，长期随访研究证实，HPV疫苗有14年的保护效力，但目前尚无证据证实HPV疫苗有终身保护效力；⑤HPV疫苗所含型别有限，即使接种了HPV疫苗，机体仍处在对非疫苗型别HPV的感染风险中，因此，接种HPV疫苗后仍需继续进行子宫颈癌的筛查。

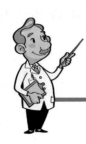

抗癌保健品真的靠谱吗

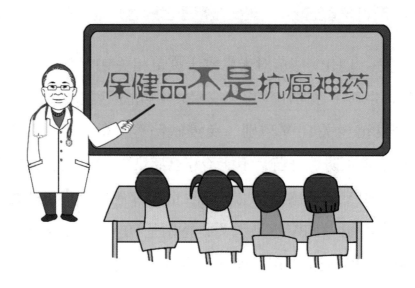

保健品不是抗癌神药

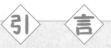

引　言

　　目前，市场上的保健品五花八门，针对老年肿瘤患者的"抗癌保健品"更是层出不穷。保健品的乱象不仅给患者造成了经济上的负担，更重要的是耽误了原本应该接受的规范化治疗。因此，针对过度依赖保健品抗癌的患者，药师针对一个案例进行解答，希望肿瘤患者能够获得正确和有效的指导，切莫因为保健品而延误了治疗。

前几天，一位罹患晚期肺癌的患者去世了，患者家属在收拾东西的时候竟搜出了价值十几万元的保健品。

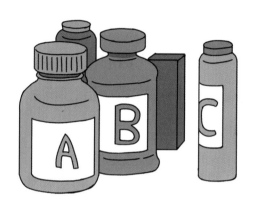

看着这些被老父亲像宝贝一样收着的各类瓶子和收据，子女既悲伤又遗憾。遗憾的是，父亲在世时，没有花时间多陪陪他老人家；悲伤的是父亲已走，一切无可挽回！没想到是这些保健品陪着父亲走完了人生的最后一程！

随着生活水平的提高，有钱、有闲的中老年人跟风买保健品，不知不觉已经成为一种时尚潮流。他们说起保健品，如数家珍，滔滔不绝。

家属问：花钱买保健品到底买了个什么？这到底有用吗？

药师答：保健品，其实是保健食品的通俗说法。

第一，保健品是食品的一种，和白米饭、鸡鸭鱼肉属于同一大类，没什么玄乎。

第二，保健品往往适用于特定人群，比如蛋白粉适用于营养摄入不足的人群，如果患者本来就能正常饮食，还要额外添加蛋白粉，那么过量摄入蛋白质会造成体内氨基酸堆积，还可能给肝脏、肾脏带来负担，甚至造成肝肾损伤。

第三，保健品不具有治疗疾病的作用，不要希望仅仅通过吃保健品，就能降血脂、降血压，甚至能治疗癌症。

家属问：那么，真的存在能够"抗癌"的保健品吗？

药师答：当然是不存在的！所谓的抗癌保健品，成分无外乎是维生素、矿物质、动植物的提取物等。其中，有些成分经体外实验或动物实验提示可能有一定的抗癌功效，但并不具备抗癌效果。

家属问：为什么实验有效果，又说保健品不能抗癌呢？

药师答：那是因为——

第一，"离开剂量谈功效"是不对的！

如果仔细研究这些宣称具有"抗癌功效"的体外实验或者动物实验，您会发现，实验中所谓的"有效剂量"和保健品使用说明中的"常用剂量"，往往有很大的差别。就好比我们说米饭能抗饿，那绝不等于吃一口就能饱，必须得保证足够的进食量，才能达到抗饿的目的。

家属问：那是不是因为吃的量不够，才没有效果呢？

药师答：保健品可不是米饭。量管够了，有没有效先不说，副作用倒是可能会明显增加。

第二，动物吃了能抗癌≠人吃了能抗癌。

即便剂量不是问题，那么，这种体外实验或动物实验证实的结论用在人身上，也同样如此吗？我们知道，药品在上市前除了经过体外实验和动物实验外，还需要经过Ⅰ、Ⅱ、Ⅲ期人体临床试验，不断扩大人群，反复评估有效性和安全性，才能获得国家批准上市使用。遗憾的是，迄今为止，没有哪个保健品经过正规的人体试验证实可以起到明确的抗癌作用。

第三，隔壁老张吃了好≠邻居老李吃了好。

您可能会说，我不相信广告宣传，但是隔壁老张吃了这个保健品，确实好多了。我们先不说隔壁老张的"好多了"是不是全部归功于保健品，但是隔壁老张适合的，邻居老李就一定适合吗？每个人的身体状况不一样，吃保健品不仅功效不确定，如果吃坏了身体，那就太不划算了。即便保健品本身对身体所起作用不好评价，但耽误了正规治疗或者影响治疗药物的疗效，岂不是"赔了夫人又折兵"吗？

因此，千万不要相信任何宣称可以抗癌的保健品！得了癌症，一定要接受正规治疗。抗癌保健品，不仅不靠谱，还可能耽误您的治疗，延误病情！

家属感叹：原来是这样，谢谢您！如果早知道就好了，希望其他患者能够注意到保健品的"陷阱"，避免类似的事情再发生。

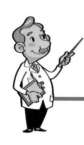

有关甲状腺结节的一些科普

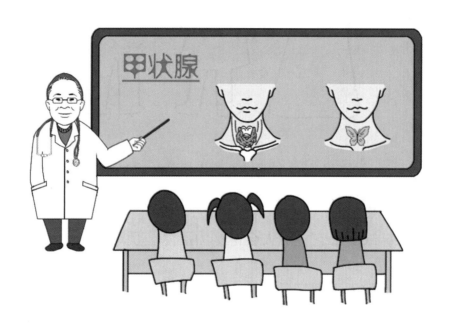

医生问： 朋友们，看到上面的图片是什么呢？

患者答： 是"蝴蝶"。

医生说： 对的，就是"蝴蝶"。再看画面上这些翩翩飞舞的"蝴蝶"，是不是很美丽？

其实，在我们的脖子里也有一只"蝴蝶"——就是我们的甲状腺。它看上去像"蝴蝶"一样美丽柔弱，可是"功夫"相当了得，是我们身体中非常重要的内分泌腺体。您可别小看它，它所分泌的甲状腺激素，可让您——

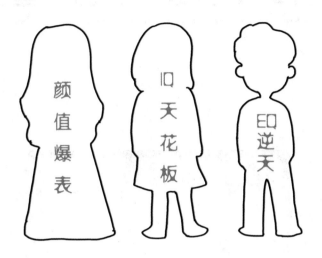

甲状腺激素是我们身体里的"劳模"，它能促进我们的新陈代谢。它对骨骼的生长发育尤为重要，缺少了它，儿童生长迟缓、新生儿智力低下；缺少了它，成人会记忆力下降、反应迟钝。

患者问：那是不是越多越好呢？

医生答：不，不，不！多了也不安逸。

患者说：那就少点嘛！

医生答：要不得，少了也不安逸。这个甲状腺激素"火候"要刚刚好，多则甲亢，少则甲减。

但是，甲状腺"基地"常年加班加点，没日没夜地工作，时间一长，难免会出现问题，比如我们今天要说的甲状腺结节。它就像是长在这只蝴蝶上的小痘痘，让这只蝴蝶失去了原有的美丽。

患者问：咋知道甲状腺长结节了呢？

医生答：以前，甲状腺检查一般靠医生用手摸，能识别最小在1厘米左右甲状腺结节；但随着超声检查技术的进步，现在能识别出0.2厘米的甲状腺结节。

这样，甲状腺结节的诊出率就增高了。现使用超声检查，10个人中就有2个人"中奖"。那是不是长甲状腺结节的人增多了呢？也不尽然。那是大众的体检意识提高了。

患者说：好吓人哦！

医生说：当然，得了甲状腺结节也不要慌！

甲状腺结节≠肿瘤≠癌症

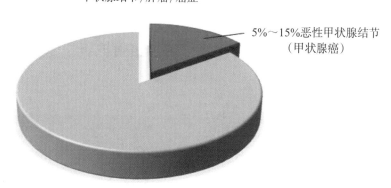

5%～15%恶性甲状腺结节
（甲状腺癌）

虽然甲状腺结节高发，但只有5%～15%是恶性结节，其他都是良性结节。

患者问：那我是不是就不管他结节不结节的了？

医生答：也不能掉以轻心呀！

特别是有甲状腺癌家族史、乳腺癌病史、幼年期颈部有放射线暴露史的甲状腺结节者及儿童甲状腺结节者为高危人群，一定要定期体检，发现问题及时到专门医院让专科医生来判断怎么处理。所以，早发现、早诊断，早治疗仍然重要。

高危人群需要定期体检，高危人群分布如下图。

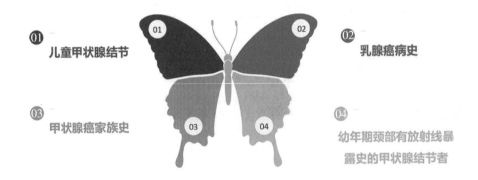

01 儿童甲状腺结节

02 乳腺癌病史

03 甲状腺癌家族史

04 幼年期颈部有放射线暴露史的甲状腺结节者

大家要关心自己脖子上的小蝴蝶，加倍呵护。

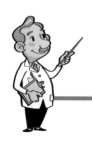

慢阻肺合并肺癌知多少

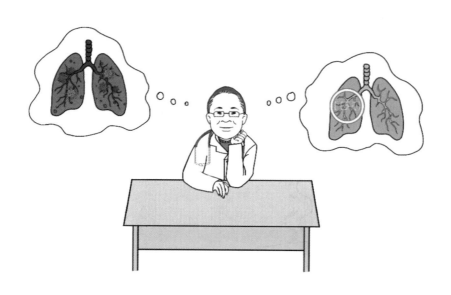

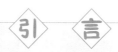

引　言

中国工程院院士钟南山曾说过，慢阻肺患者的肺癌患病率是普通人的3倍!

慢性阻塞性肺疾病（慢阻肺）与肺癌是呼吸系统危害严重的两大疾病，均位列全球五大呼吸疾病。其中慢阻肺是仅次于脑血管疾病及缺血性心脏病的第三大"杀手"，而肺癌是最常见的癌症死亡瘤种。肺癌与慢阻肺有着密切的关联，慢阻肺合并肺癌对患者影响深重，了解两者关系对患者的临床诊疗和日常管理大有裨益。

患者问：慢阻肺和肺癌之间有什么关系？

医生答：两种疾病关联性很强。肺癌最主要的高危人群之一即为慢阻肺。慢阻肺与肺癌之间的联系可以说是千丝万缕，从病因而言，两者都是发生于老化肺部的疾病，炎症在其中扮演着重要角色。肺癌和慢阻肺具有共同的危险因素，如吸烟、空气污染、职业暴露、高龄等。它们的发病机制也非常相似，例如遗传易感性、免疫应答异常、慢性炎症及氧化应激等。全基因组关联分析（GWAS），通过对肺功能和肺癌进行研究，也发现多个共有的位点。

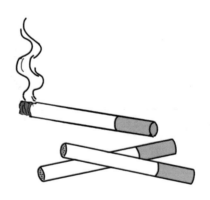

慢阻肺与肺癌在发生率和症状方面有着密切的关系。数据显示，慢阻肺患者肺癌发病率达到每年16.7/1000人。吸烟是慢阻肺和肺癌的共同危险因素。肺活量检查发现气流受限、CT提示肺气肿是肺癌的最高危因素。二者的共同危险因素包括年龄大于55岁、大于30包/年吸烟史、CT扫描肺气肿、气流受限FEV1/FVC小于0.7、体重指数小于25千克/平方米、肺癌家族史。

相比存在其他肺部疾病的吸烟者，患有慢阻肺的吸烟者罹患肺癌的风险高达5倍。无论在吸烟还是不吸烟的人群中，慢阻肺都是肺癌最重要的风险因素。肺癌也是慢阻肺患者的主要死亡原因之一，约33%的慢阻肺患者死于肺癌。

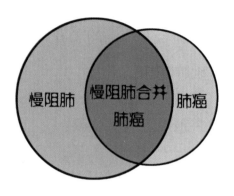

患者问：慢阻肺合并肺癌到底对我们有哪些影响？

医生答：根据一项纳入了 105 304 例肺癌患者的研究显示，肺癌合并慢阻肺的患者生存率更低，预后更差。此外，慢阻肺的严重程度也会影响肺癌的发生，一项针对5402例慢阻肺患者历时22年的随访显示，中重度慢阻肺的存在会使得患者肺癌发生的风险上升至2.8倍。

慢阻肺对肺癌治疗产生影响，有严重慢阻肺的患者被认定为高风险，在许多情况下这是手术的禁忌症，从而影响肺癌患者早期手术治疗机会。慢阻肺早期出现的咳嗽、咳痰和呼吸困难症状往往会掩盖肺癌的早期症状，延误早诊时机。同时，这些症状又降低了患者的生活质量。慢阻肺对肺癌患者预后产生影响，尤其是作为慢阻肺诊断标准的呼吸症状和肺功能变化，对肺癌患者的预后有非常不利的影响。

当肺癌合并慢阻肺患者需要手术时，手术风险会增大，手术并发症，如肺部感染、吻合口瘘风险也会大大增加。手术、化疗、放疗、免疫治疗以及靶向治疗都会影响患者肺功能，导致肺间质化改变，加重慢阻肺症状，所以慢阻肺合并肺癌的患者两种病情相互影响，治疗肺癌同时更应关注其基础肺功能。

患者问：慢阻肺合并肺癌应该怎么办？

医生答： 尽管慢阻肺与肺癌在发病机制、预后、预防和治疗上有着千丝万缕的联系，但我国肺癌患者中在慢阻肺的诊断和治疗方面还存在严重不足。

首先，重视慢阻肺中肺癌患者的早筛、早诊尤为重要。2021 年 GOLD（慢性阻塞性肺病全球倡议组织）提出，对慢阻肺和肺癌早期筛查，有助于提高慢阻肺和肺癌的早期发现，并及早干预，从而降低慢阻肺的死亡率。

其次，需要重视慢阻肺的规范化治疗。一项研究结果显示，接受和未接受规律慢阻肺治疗的肺癌患者结果显然不同，接受规律慢阻肺治疗的患者 PFS（无进展生存时间）明显长于未接受治疗的患者，OS（总生存期）也同样获得明显延长。吸入糖皮质激素可降低肺癌合并慢阻肺患病风险，在预防手段上，吸入糖皮质激素（ICS）或许是一种有效的手段。慢阻肺和肺癌症状重叠，应充分认识到患者呼吸困难的复杂性，尽可能去除可逆病因，避免慢阻肺引起的生活质量的下降。

最后，需要注重慢阻肺患者发生肺癌的风险。慢阻肺患者预防肺癌的方法与普通人无异，最好的预防措施（如同对慢阻肺一样）是不吸烟，吸烟者应戒烟。而肺癌早诊断最关键的措施是45岁以上风险人群每年接受一次低剂量螺旋CT检查。除此之外，做好慢阻肺病情的防控工作、去除疾病高危因素，这在一定程度上也能降低肺癌的发生风险。慢阻肺患者首先要远离香烟，再采取一些肺保护措施来延缓疾病进展。出门戴口罩、勤洗手，空气污染、雾霾天气避免出门，如果必须出门要减少室外停留时间，回家时，应清洁好后再回客厅、卧室，做好自身防护。通过戒烟以及对气道炎症和气道重塑的控制，降低慢阻肺患者的肺癌发生率，并进一步缓解共病患者的气道症状，改善远期预后。

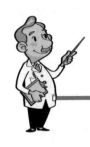

辐射致癌是真是假

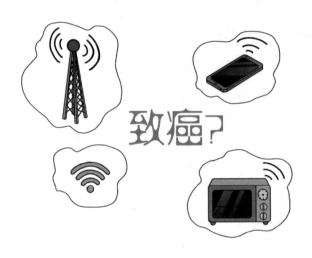

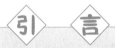

引　言

　　2011年，世界卫生组织（WHO）下属的国际癌症研究机构（IARC）将电磁辐射（手机信号）列为"可能致癌物（2B类）"。

　　2020年9月，沈阳市某小区居民担心小区附近建设5G信号基站会产生辐射，于是自发筹措资金毁掉了基站的基础设施。

　　2021年1月，山东青岛一男子要求楼上邻居在闲时关掉无线网络（Wi-Fi），理由是他妻子怀孕怕辐射。

信号基站、Wi-Fi、手机、高压线、微波炉等都会产生辐射，生活中辐射似乎无处不在，看不见摸不着，但却常常引起大家恐慌。

辐射致癌，是真是假？如何科学防辐射？

一、信号塔、Wi-Fi、手机、高压线、微波炉等的辐射会导致癌症吗？

不会，因为它们产生的辐射都不是电离辐射。

原来，辐射分两种，电离辐射和非电离辐射。

简单地说，辐射是指能量以波或粒子的形式进行传递。高能量的辐射可以使物质发生电离，这种辐射就是电离辐射。它作用于生命体的细胞，可以造成细胞内DNA损坏和基因突变，而癌症发生的根本原因就是基因突变，所以能造成DNA损坏和基因突变的电离辐射才会致癌。

信号塔、Wi-Fi、手机、高压线、微波炉的辐射所传递的能量均不足以引起物质发生电离，也不会造成DNA损坏和基因突变，所以这些辐射不致癌。

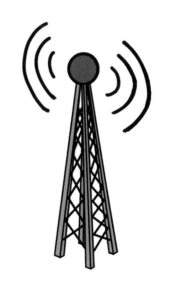

那么，有些读者会产生疑问了，国际癌症研究机构（IARC）将手机信号列为"可能致癌物"，难道说权威的组织也会出错？错，倒不至于。这主要体现的是国际癌症研究机构的科学家们小心谨慎。目前，世界上几乎所有研究者均无法证明手机与脑瘤有关系，但有一个瑞典的研究小组提出，他们发现10年内每天使用手机打电话半小时的人会比不使用手机的人患脑胶质瘤概率从0.005%上升至0.016%。尽管有很多学者并不认可，认为这项研究很不严谨，但是总归是有研究数据摆在眼前，所以手机就被列为"可能致癌物"了。这算是排除了手机绝对"清白"的可能性，给手机使用者一个必要的安全提醒，而非认定手机会致癌。因此，大家完全不必过度紧张。

二、生活中有哪些电离辐射？

Wi-Fi、手机、微波炉产生的辐射都不属于电离辐射，那是不是说电离辐射就离我们的生活很远呢？

当然不是！

许多医学检查会产生电离辐射，例如X光、CT、骨扫描、正电子发射计算机断层显像（PET-CT）等。辐射剂量分别是做一次胸部X光 0.1 mSv，一次腹盆部CT（平扫）8 mSv，一次腹盆部CT（增强）20 mSv，一次PET-CT8-13 mSv。近年来，有一些体检机构推广PET-CT做体检，PET-CT不仅价格贵，辐射剂量也比较大，用于健康人体检弊大于利，笔者表示不推荐。

当然，这些检查只要不滥用，总的辐射剂量还是比较小的。如果患病了该做还是得做。作为健康人，根据体检医生的统筹规划，该体检时还是要体检的。定期体检，做到早预防，千万不能因噎废食。

另外，B超、核磁共振没有电离辐射。

三、吸烟也有辐射？

吸烟也有辐射。烟草中含有放射性元素钋-210、镭-226，随着烟草的高温燃烧，它们挥发进入烟雾中，最后沉积到肺内，形成长期持续低剂量"内照射"。每天1包烟，1年累计辐射剂量约35 mSv，年复一年，这样的辐射剂量还是不可小觑。

您是不是又找到一个新的理由戒烟呢？赶快行动起来吧！

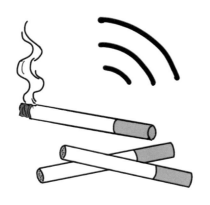

四、患者放疗后会自带辐射吗？

绝大部分不会！

放疗分为外照射和内照射。外照射的放射源位于患者体外，患者每次放疗结束后，不带走放射源，所以不会自带辐射。内照射的放射源位于患者体内，常见的治疗包括后装治疗（常用于宫颈癌）、粒子植入（可用于多种肿瘤）和碘131治疗（常用于甲状腺癌）。外照射患者每次治疗结束后放射源不会保留在患者体内，而内照射的放射源会保留在患者体内，因此其他人在患者治疗后3～6个月内需要尽量减少与患者长时间接触，必须接触时尽可能与患者保持1米以上距离，孕妇和小孩不与患者接触。

临床疗护篇

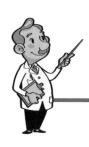

乳腺癌患者 AC-T方案知多少

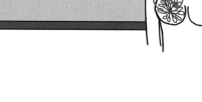

四周期多柔比星和环磷酰胺，
四周期多西他赛

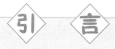

引 言

　　乳腺癌是女性发病率和死亡率最高的一种恶性肿瘤，近些年来发病率迅速上升，成为严重威胁女性健康的公共问题。蒽环类药物联合环磷酰胺，序贯紫杉类药物，简称AC-T，是一种常见的乳腺癌化疗方案。化疗药物的细胞毒性导致的不良反应是不可忽视的问题，也是患者最关心的问题之一。因此，针对使用AC-T方案的患者，医生对使用该化疗方案可能会遇到的问题进行解答，希望患者在治疗时减少对治疗的忧虑，提升患者的生活质量。

患者问：我被诊断为三阴性乳腺癌，医生说先化疗再手术。先用多柔比星和环磷酰胺，再用多西他赛进行治疗。为什么不先给我做手术，而是先做化疗呢？

医生答：您即将进行的化疗称为新辅助治疗，是指在实施局部治疗方法（如手术或放疗）前所做的全身化疗，目的是使肿块缩小，及早杀灭看不见的转移细胞，以利于后续的手术、放疗等治疗。研究表明，新辅助治疗有利于乳腺癌的治疗预后，降低复发风险。

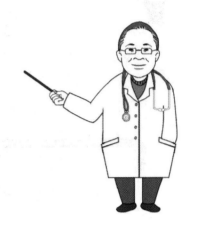

患者问：都说这些药是有毒的，那我做了化疗会不会中毒？

医生答：不会中毒。但化疗药物本身就是细胞毒性药物，一般的药物都会产生一定的不良反应，更何况是细胞毒性药物。细胞毒性药物在发挥药理作用的同时，也会进入正常细胞和组织，造成不良反应。但是这些药物在临床使用前，都做过充分的临床前研究和临床试验，您所用的剂量不会导致中毒，而且使用这些药物所产生的不良反应，医生会实时监测，作出相应的预防和处理。

患者问：听患友说化疗后会呕吐得很厉害，是吗？

医生答：肿瘤化疗导致的呕吐是很常见的一种不良反应。临床上，根据导致呕吐的发生率将化疗药物分为高度致吐风险、中度致吐风险和低度致吐风险三种级别，而乳腺癌经常采用的AC方案（含蒽环类、环磷酰胺的联合方案）属于高度致吐风险，会在化疗后发生呕吐。但您别太担心，医生会在代疗前给予您相应的药物进行呕吐的预防。您自己注意饮食就好。

患者问：那我在饮食上要注意一些什么呢？

医生答：您要做到少吃多餐，吃清淡、易消化的饮食，可适当流食或半流食；如果呕吐严重，出现呕吐物带血，需及时就医。另外，服药不饮酒，避免饮酒及含酒精饮料，也要避免进食葡萄柚或含有葡萄柚的饮料。

患者问：我已经输完了多柔比星和环磷酰胺，准备出院回家，在下一次来之前我需要注意什么吗？

医生答：第一，您的这个化疗方案可能会引起骨髓抑制，主要表现为白细胞减少、粒细胞减少、血小板减少、贫血。您回家后，如果有这些现象出现，立即去医院咨询医生，由医生判断是否需要使用药物。另外，如果您出现发热、出血、瘀斑等情况，应及时就医。同时，您需要注意饮食及个人卫生，避免去人流聚集的地方，避免受凉，一定要注意保暖哦！第二，阿霉素类药物可能引起心脏的不良反应，主要表现为心律失常、心动过速等，用药期间主管医生会给您安排监测心电图、定期行心脏超声检查，如果出院后有心悸、心慌等不适要及时就医。第三，该方案也可能会引起肝、肾功能的异常，您可以定期复查血清生化，对肝肾功能的相关指标进行监测。

患者问：我已经完成了多柔比星和环磷酰胺的化疗，现在是第二个周期的多西他赛疗程。也不知道是不是用了这个药的缘故，我的骨关节很痛，该怎么办？

医生答：紫杉类药物可引起骨关节疼痛，如果您觉得疼痛影响到睡眠和日常活动，可以咨询医生，也可服用一些止痛药来对症处理。另外，紫杉类药物有可能造成手足麻木等外周神经的毒性，但是随着药物的代谢和排泄，这些症状也会逐渐减轻的。

医生说：总之，化疗期间患者要放松心态，如有不适及时告诉医生。

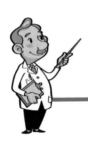

鼻咽癌患者放疗期间如何自我护理

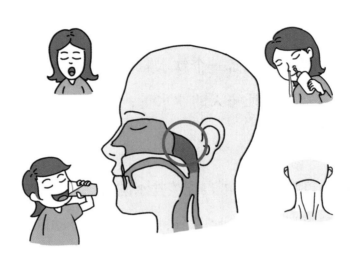

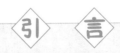

引　言

　　鼻咽癌患者会出现单侧鼻塞、耳聋和低声大鸣响的耳鸣等症状，还会出现涕血的症状。除了耳鼻症状外，单侧头痛也是鼻咽癌患者会出现的一种早期症状，而且头痛会呈现出固定、持续性的特点。此外，40%左右的鼻咽癌患者会出现颈淋巴结转移，表现出质硬、无痛和进行性增大特点。

　　鼻咽癌患者的首选治疗方法为放射治疗，因而鼻咽癌患者如能掌握放疗期间的自我护理方法，不仅能保证放疗的顺利进行，而且能减轻经济负担，延缓病情发展，提高生活质量。

患者问：鼻咽癌患者的口腔如何自我护理？

护师答： 在放射治疗时，由于腮腺、唾液腺均在照射范围内，故放疗后腮腺及唾液腺功能受到抑制，口腔内的腺体分泌会减少，口腔失去了自洁作用。这时会出现口干、咽部干痛、口腔溃疡等现象。为了缓解这些症状，可常备一个饮水瓶，经常湿润一下口腔，保证每天的饮水量；也可使用金银花、麦冬泡水喝，使口腔黏膜湿润。

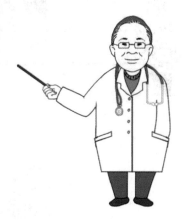

为了保持口腔清洁，可自配淡盐水漱口，每日4～5次。同时，用鼓颊和吸吮交替动作漱口1～2分钟，以清除松动的牙垢。溃疡局部喷涂西瓜霜喷剂或双料喉风散喷剂，并做张口运动，使口腔黏膜皱襞处充分进行气体交换，破坏厌氧菌的生长环境，防止口腔继发感染。

患者问：淡盐水的配制方法是什么？

护师答： 在500毫升温开水中加3～4克（约小半匙）熟盐，或用多贝氏液含漱，漱口液每次含漱至少1分钟。

患者问：鼻咽部黏膜如何自我护理？

护师答： 当气候干燥时，在室内置一盆水，使室内保持一定的湿度，并用清鱼肝油或复方薄荷油自行滴鼻，每日3～4次，以保护鼻腔黏膜。

掌握简易鼻咽冲洗器的冲洗方法。具体操作是：在鼻咽冲洗器内装入100毫升冲洗液，右手持鼻咽冲洗器，由两侧鼻腔交替缓缓注入冲洗液，然后由口腔吐出。冲洗后切不可用力擤鼻子，以防鼻咽腔内压增大，引发其他部位感染。

放疗一开始，即行鼻腔冲洗，每日3次，晨起、放疗前、睡前各1次，先用温开水冲洗，再用淡盐水冲洗，以清除鼻咽腔黏膜表面的分泌物，减轻放疗反应，增加癌细胞对放射线的敏感度。如合并感染时，改用0.3%过氧化氢冲洗。

患者问：照射野皮肤如何自我护理?

护师答：在放疗期间，要保持局部皮肤清洁干燥；选用柔软宽大棉质内衣，并及时更换；避免冷敷、热敷及阳光直接暴晒；照射野的皮肤，不宜用肥皂、粗毛巾、热水擦洗；外出时，避免阳光直晒；要保持放射野标记的清晰、切不能私自涂改，否则将造成不必要的损伤。

患者问：鼻咽出血如何自我护理?

护师答：鼻咽部的血管丰富，有些鼻咽部肿瘤生长到一定的时候会引起溃疡，以及放射线引起的局部黏膜组织损伤，触之极易出血。所以不要捏鼻、挖鼻和用力擤鼻子，当有少量出血时，可在鼻上部放置冰袋或自行用1%呋喃西林麻黄素滴鼻。

在遇到大出血情况时，立即平卧，头偏向一侧，用手指压住颈外动脉止血，并迅速通知医护人员。

患者问：如何通过功能性锻炼提高生活质量?

护师答： 放疗后，可引起头颈部的颞颌关节的功能障碍，有时会出现张口困难，颈部活动受限等状况。为了预防这些并发症的发生，放疗期间应根据身体情况，做一些适当的活动，如深呼吸、室外散步，做颈前后左右手缓慢旋转运动，张口练习运动（如口含小圆形的塑料瓶或光滑的小圆木等），并按摩颞颌关节，从而尽快恢复或提高治疗后的生活质量。

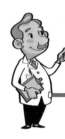

肿瘤放化疗常见的皮肤不良反应

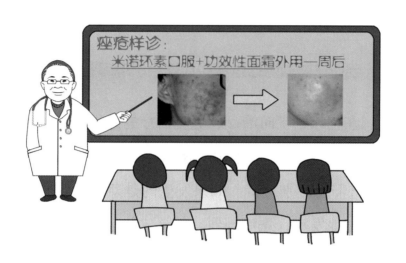

痤疮样诊：
米诺环素口服+功效性面霜外用一周后

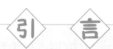

引　言

　　在肿瘤治疗的过程中，无论是药物治疗还是放射治疗，都容易出现皮肤的不良反应，这样的不良反应可能很轻微，也可能严重到影响肿瘤治疗进程，那么我们遇到这样的情况该如何对待和处理呢？

　　患者问：我在肿瘤化疗中出现了皮疹，这是对药物过敏吗？该怎么办？

　　医生答：在肿瘤化疗中，出现皮疹是很常见的。导致皮疹出现的原因比较复杂，有可能是药物本身引起的不良反应，也有可能是肿瘤本身的病情变化而导致。如皮肤发生继发感染而产生皮疹，或由于自身免疫力下降，也可以诱发一些潜在的皮肤感染，如带状疱疹；肿瘤发生皮肤转移，也会形成特殊的皮疹。所以，当化疗过程中出现皮疹时，要及时向主管医生反馈，由专业医生来进行评估和处理。

患者问：我们在肿瘤治疗过程中可能会出现哪些皮肤的不良反应？

医生答：在化疗、靶向治疗、免疫治疗的过程中，出现皮肤不良反应是最为常见的。那么，哪些皮疹是需要及时停药，哪些皮疹是可以继续用药？这需要区别对待。如果发生的是急性过敏反应，表现为全身大面积迅速地发疹，瘙痒剧烈，甚至皮肤起泡、剥脱，有可能是对药物发生了过敏反应，需要及时停药观察。除此之外，是一些肿瘤治疗药物在使用中常见的伴随皮疹，如最为常见的皮肤干燥瘙痒、伴脱屑；躯干部、四肢末端有少量的红斑、丘疹；色素的变化（可以表现为某些部位的色素沉着），如皮肤暗沉发黑或是色素减退，如形成白斑，手足部的发红、肿胀、起泡（手足综合征）；指甲周围肿胀疼痛甚至化脓（甲沟炎）。有些靶向治疗药物还容易导致患者的面部、颈部出现像痤疮（青春痘）一样的皮疹。上述这些情况，如果症状轻微，皮疹不严重，是不需要停止肿瘤治疗的，只要结合皮肤科的专科治疗，密切观察皮疹变化就行了。

患者问：那我该如何护理化疗期间的痤疮样疹？

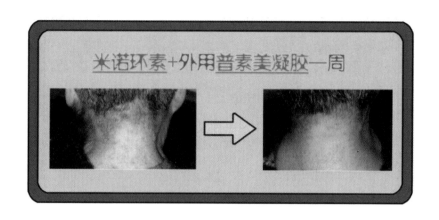

米诺环素+外用普素美凝胶一周

医生答：痤疮样疹是化疗中常见的皮疹类型，由于发病的情形很像痤疮，也就是俗称的青春痘，所以医学上称痤疮样疹。发生的原因是这些药物在攻击肿瘤细胞时会伤及无辜，影响到人体某些生理成分，其中就包括表皮的角质形成细胞，从而影响皮肤的功能而形成皮疹。对于这样的皮疹，非常重要的护理就是保湿和防晒。保湿的要点是少洗和多涂。少洗是指避免反复清洗皮肤，减少沐浴露等清洁剂的使用；多涂是指经常使用皮肤保湿乳，最好使用医生推荐的功效性保湿乳，它可以帮助皮肤屏障功能的修复。另外，对于表皮生长因子受体抑制剂类型的痤疮样疹，还可以在保湿的同时配合使用含表皮生长因子的外用凝胶。由于皮肤的干燥、紫外线照射等因素，会进一步加重皮肤功能的受损而加剧皮疹。防晒以物理防晒为主，出门撑太阳伞、戴遮阳帽。为什么不使用防晒霜呢？那是因为涂防晒霜会加重皮肤的负担。

患者问：如何护理化脓性的甲沟炎？

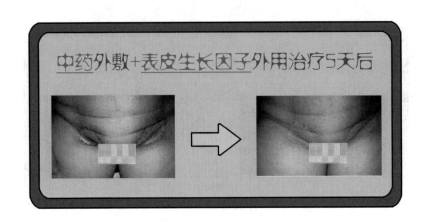

医生答： 甲沟炎也是化疗和靶向治疗期间容易发生的一种皮疹，表现为手指或足趾（更多是足大趾）两侧的皮肤出现红斑、肿胀，甚至化脓，疼痛难忍。如果出现了这样的情况，要注意穿宽松的鞋袜，避免挤压患部，勤换洗袜子，保持皮肤清洁。当局部发烫明显时，可以用生理盐水浸湿纱布冷敷10～15分钟，以减轻症状。

如果局部有较多的脓性分泌物时，要加强清洁。具体操作是：将较细的棉签用过氧化氢浸湿后用来清洗甲板侧缘与皮肤之间的缝隙。注意动作要轻柔，没有明显的疼痛感，也不要用力按压患部，待局部脓液基本清洗干净后，再用碘伏消毒就可以了，每日重复进行。

患者问：放疗可以导致哪些皮肤的不良反应？

医生答： 放疗引起的皮肤副反应，主要是放射性皮炎，它可以分为急性放射性皮炎和慢性放射性皮炎。急性反应相对少见，表现为局部放射后，出现局部的红肿，伴有瘙痒或疼痛，严重时出现水疱和糜烂，甚至皮肤坏死形成溃疡。临床上更为常见的类型是慢性放射性皮炎，常常是经过多次放疗后才逐渐发生，表现为局部皮肤干燥，红斑，结痂，色素增加，有时会表皮剥脱形成溃疡。

患者问：放疗期间如何进行皮肤护理？

医生答：可参照"化疗痤疮"那一问中的保湿和防晒方法。除此之外，可用保湿乳，注意保湿乳要厚涂，涂完后要感觉局部皮肤是明显滋润的。每天至少要涂两次，中间可以根据干燥情况进行一次或多次补涂。保湿剂可以选择缓解皮肤敏感类的功效护肤品，其中含有的舒缓和抗炎成分能减轻放疗后的皮肤症状。

选择合适的衣物也很重要。放疗后的皮肤非常脆弱，粗糙的衣料可能会导致皮肤表皮的剥离。因此最好选用纯棉、柔软的面料，以减少对皮肤的刺激。

患者问：放疗部位出现大片的糜烂溃疡怎么办？

医生答：放射性皮炎如果护理不当，可能形成局部的糜烂面甚至溃疡，疼痛明显。这时一定要保持局部的清洁，当有明显渗液的时候可以用生理盐水纱布来湿敷，待局部基本干燥后用油纱布进行创面保护。这些操作带有一定的专业性，最好到医院的创面门诊进行治疗，并配合其他的治疗手段，如局部的红光照射，能大大加速皮肤损伤的愈合。

在肿瘤的治疗过程中，可能会出现各种各样的皮疹，其中大多数是轻微的、可控的。因此无须担心，及时向主管医生反馈，对症治疗，再加上日常护理的预防调护，通常不会影响肿瘤治疗的。

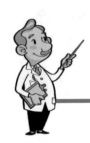

肿瘤相关静脉血栓栓塞症的一些科普

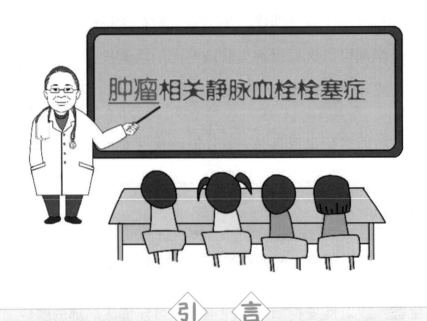

引 言

　　为了确保我们平安地生活在地球上，我们的机体有着非常精细精密的防御、调控和自我保护机制，比如受伤后出血，机体的止血机制就会立即动员起来，血细胞在伤口的地方黏附聚集形成血凝块来止血。但是，如果在不恰当的时机血细胞不恰当地聚集起来，就可能形成血栓；再倘若血栓脱落后嵌顿在不恰当的位置阻断血流，就会导致血栓栓塞、器官血供减少或中断，引起一系列严重后果。静脉血栓栓塞症是肿瘤患者非常常见的并发症，今天我们就来说一说肿瘤和血栓的那些事。

患者问：为什么肿瘤患者容易长血栓？

医生答：血液黏滞、血流缓慢、血管壁的光滑受到破坏，以及一些促进血液凝固的因素增加，都有可能导致血栓形成。久坐不动4～6个小时以上，血栓发生的概率就会大大增加。比如，国际航班经济舱，舱内空气干燥、活动空间少、腿部长时间保持一种姿势，有些乘客下了飞机就因为腿肿、胸闷、气紧进了医院，也就是所谓的"经济舱综合征"。所以血栓形成并不是一个陌生少见的病症。

在肿瘤患者身上，肿瘤的促凝因子、某些抗肿瘤药物的影响以及一些侵及血管的有创操作，或者长期卧床导致血流缓慢，都会导致血栓形成的风险大大增加。

患者问：静脉血栓栓塞症有什么表现？

医生答：我们不能通过肉眼透视血管，因此了解血栓出现的征象非常重要。静脉血栓形成多表现为不对称的肢体沉重、麻木、肿胀、疼痛，伴或不伴有局部皮肤温度升高。如果静脉血栓悄悄形成又悄悄脱落并栓塞了脏器的供血动脉，就会引起相应器官的功能障碍，如胸闷、气紧、胸痛、意识丧失等。所以，倘若肿瘤患者出现了上述症状，

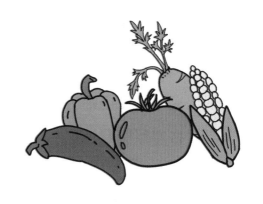

就应引起警惕，及时就医检查，避免时间过长血栓机化加大治疗难度，或血栓脱落而引起的严重后果。

患者问：患了血栓应该怎样治疗？生活中要注意哪些方面？

医生答：一旦明确血栓形成，严格遵照医嘱，接受规范的抗凝治疗。同时，在生活中也要重点注意以下几点。

第一，不要按摩和挤压患肢，在身体情况允许的状态下要适度活动以保持血流畅通；第二，要多摄入蔬果，保持大便通畅；第三，不搬提重物、不憋气用力等，这些动作会导致腹部压力增大，容易使血栓脱落；第四，尽量避免碰撞头部等重要部位，避免外伤及锐器伤，以免出现重要部位出血及血流不止的情况，一旦发现异常的出血现象要及时就诊。

患者问：抗凝治疗是怎么进行的？需要多长时间？

医生答：目前抗凝治疗主要有口服和注射两种方式。治疗的疗程取决于血栓情况及患者的肿瘤评估状态。一般发生血栓至少接受3个月及以上的抗凝治疗，由于肿瘤患者血栓的形成原因往往与患者本病有关，所以在不能根治肿瘤的状态下，部分患者需要接受长期的治疗。当然，在抗凝治疗中，如果出现出血等并发症则另当别论。血栓患者需要严格遵照医嘱治疗与复查，切勿随意中断治疗，因为有的时候，虽然血栓消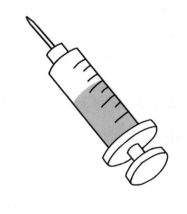退了，但是导致血栓的因素仍然存在，血栓就有再次发生的可能性。

患者问：留置中心静脉导管是不是容易长血栓？如果发生了导管相关血栓该不该拔除导管？

医生答：的确，中心静脉导管留置也是肿瘤患者静脉血栓形成的危险因素。如果确定发生导管相关血栓，并不是都要立即拔除导管，还需要具体情况具体分析。如果患者并不存在抗凝治疗的风险，在治疗期仍需要导管且导管本身功能状态良好，则可在保留导管的同时接受抗凝治疗至少3个月或者与导管留置的时间相同，或者对合适的患者考虑导管接触性药物/机械溶栓；如果患者存在抗凝禁忌，或者导管功能障碍或无须再使用，则可以移除导管，随访监测血栓状态及动态评估患者的抗凝风险以行治疗。

总之，如果肿瘤患者突然出现不对称的肢体肿胀、麻木、疼痛，甚至加重的胸闷、气促、神志障碍等，一定要引起重视，及时就诊，明确诊断，规范治疗。

肿瘤相关静脉血栓栓塞症的一些科普

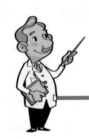

化疗是不是都会吐得昏天黑地

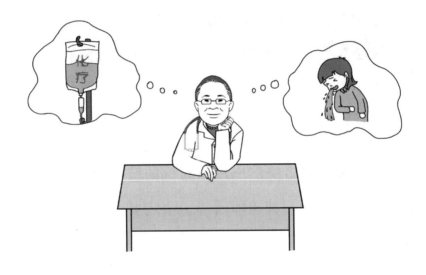

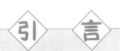

引　言

　　对一般老百姓来讲，对医院事情的了解，很大程度来源于影视剧。在影视剧里，经常看到化疗的患者总是吐得昏天黑地，使肿瘤患者在接受治疗前内心就充满了恐惧，甚至抗拒治疗，耽误了病情。其实，化疗导致的恶心、呕吐虽然是常见的副反应，但肿瘤科医生对它已经有非常成熟且规范有效的处理办法。现在，我们就来一起了解一下化疗药物为什么会引起呕吐，有什么办法可以减轻这样的反应，帮助大家战胜恐惧、建立治疗的信心。

患者问：为什么化疗药物容易导致恶心、呕吐？

医生答：化疗导致的恶心呕吐是最常见的不良反应之一。主要在于：一方面化疗药物可以直接兴奋延髓的呕吐中枢，另一方面化疗药物可以刺激胃肠道黏膜引起损伤，导致位于黏膜上的嗜铬细胞释放5-羟色胺与内脏中的受体结合产生神经冲动，传到神经中枢引起呕吐。此外，药物还可以引起神经递质释放，使得位于髓质的化学感受器触发区、胃肠道中相关受体的激活而诱发呕吐。

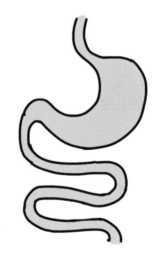

患者问：为什么有些患者呕吐反应很严重，而有些患者直到化疗结束都不怎么吐呢？

医生答：用了化疗药物之后呕吐反应的程度，取决于药物和患者双方面的因素。

患者因素：平时容易焦虑紧张、年轻女性、酒精摄入少、有孕吐经历、有晕动症的人容易出现呕吐；还有就是既往经历过化疗呕吐的人，也容易发生"预期呕吐"，程度严重的患者，听到"化疗"两个字都会产生干呕。

药物因素：不同药物及组合方案致吐风险不一样，有些轻微致吐风险的药物配合合理有效的止吐措施，患者可以全然没有胃肠道反应；而高致吐风险的化疗药物往往就需要强有力的联合止吐才能减轻患者呕吐反应。此外，化疗药物的给药速度、给药途径（如静脉给药）、药物强度（更高的频次、更大的剂量）相应都会使得致吐风险升高。

一般来说，医生会根据这些药物和患者的因素，综合权衡制订合理有效的止吐治疗方案，最大程度地减轻呕吐反应。

患者问：用了化疗药之后，多久会开始呕吐？

医生答：化疗相关性恶心呕吐（CINV），根据发生时间可以分为急性、延迟性、预期性、突破性和难治性五类。急性反应往往发生在接受化疗后24小时内，主要由胃肠道5-HT受体触发；延迟性反应发生在接受化疗后24小时以上，主要由P物质等神经递质介导；预期性反应通常由既往化疗经验不佳引起，被认为是化疗的条件性反应，多见于年轻患者；突破性CINV则是指即使进行适当预防，仍在化疗用药5天内发生的化疗相关恶心呕吐；而难治性是指突破性CINV之后的后续化疗过程中发生的恶心呕吐。

一般来说，排除预期性恶心呕吐，患者在输注化疗药物的前12小时往往少见呕吐，而在用药1～2天后，陆续开始有不同程度的胃肠道反应；而随着化疗药物的代谢、排泄，不良反应会逐渐减轻。

患者问：化疗导致的恶心、呕吐应该怎样预防和处理?

医生答： 对准备接受化疗的患者，医生会根据患者个人因素、治疗药物的致吐风险和持续时间，选择合理的止吐药物预防恶心、呕吐的发生，并且控制恶心、呕吐发生的程度，减少患者的心理负担及身体不适，以减少对后期的治疗恐惧，使患者能够更好地耐受抗肿瘤治疗。除了选择用什么止吐药以外，医生还会根据患者的具体用药环境（是在住院还是在门诊）优选合适的给药途径（注射、口服），并根据药物代谢和治疗方案效应持续时间，安排合理的用药间隔、必要时重复给药。

患者问：化疗期间患者需要注意什么呢?

医生答： 首先是减少恐惧，建立治疗信心。既不过分担心、承受不必要的恐惧，也要把自身情况和医生保持全程沟通，包括：自己以前患病的情况（尤其是有没有晕动病、消化道疾病、血压血糖是否正常、有没有长期在服用的药物等），在化疗过程中，什么时候开始有什么程度的胃肠道反应，让医生全面知晓您的具体情况，方便选择及调整药物。

在饮食上，患者在治疗期间注意多饮水、食清淡饮食、兼顾营养，不吃容易引起胃肠道不适的胀气、辛辣刺激性食物，少食甜食等。

　　同时也应注意，止吐的药物有时也会引起便秘。在治疗期间，要均衡摄入蔬菜、水果，保持大便通畅。如果有连续两天或以上的肛门不排气、不排便甚至呕吐加重的现象，要及时告知医生，排除消化道梗阻的情况。

生活养护篇

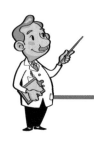

心 理 解 惑

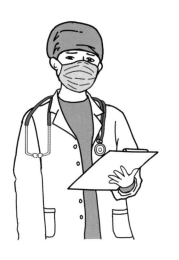
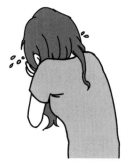

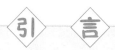

  恶性肿瘤发病率和死亡率的上升，对人类的生命安全构成极大的威胁，人们往往"谈癌色变"。目前肿瘤已经被列为慢性疾病，和高血压、肺气肿等慢性病一样，很多患者是可以长期带瘤生存的，也有部分肿瘤是可以治愈的，还有部分肿瘤是可以通过治疗减轻痛苦、延长生存期的。最重要的是患了恶性肿瘤一定要进行规范的治疗，同时也要有一个好的心态，正确对待疾病。下面就通过患者经常出现的心理问题来说说如何调整心态，正确面对疾病。

患者问：我查出患了恶性肿瘤，好可怕！不会是真的吧？为什么就是我得了癌症呢？我感到愤怒！

医生答：一些患者在诊断初期会出现否认、愤怒的心理，这是一个正常的心理变化过程，是一种保护性防御方式，需要患者用一段的时间来调整，接受患病的事实。但是，不要因为否认、愤怒就拒绝进一步的检查，以免耽误病情。患者可以通过向医护人员、亲人、朋友，倾诉、求助等方式调整自己的心理。一旦病理确诊为恶性肿瘤，请及时开始规范治疗。

患者问：我的恶性肿瘤已经确诊，是不是我快要死了？

医生答：这是患者对恶性肿瘤的一种恐惧心理，也是普遍会出现的心理反应。原因是患者对恶性肿瘤的相关知识不了解，对肿瘤治疗的认识不足。肿瘤的生长不是一朝一夕出现的，大部分肿瘤是不会立即威胁生命的，除了部分出现肿瘤急症的情况，所以不必过于恐惧。尽快配合医生开展治疗是最好的选择，可以向主管医生咨询所患肿瘤的病因、发生发展规律、治疗效果等相关医学知识，解除心中的疑惑，消除恐惧。

患者家属问：我该不该告诉患者患癌的事实？如果告诉又该怎么说呢？

医生答：家属要不要告诉患者患癌的事实，需要评估患者的承受能力，如果患者一向胆小怕死，可以暂时隐瞒；如果患者对于自身疾病很想知道实情，并能坦然对待生死，建议告知患者实情。告知时需要选择一个安静不易被打扰的环境，先试探性地询问患者对于疾病有没有疑惑，想不想作进一步的了解。如果患者表示不想知道，就不用告知详情；如果患者明确表示想进一步了解病情，就可以逐步地告诉，并注意观察患者的情绪反应。当患者出现悲伤、哭泣等反应时，不要阻止，而是给予拥抱、安抚等，让患者充分宣泄，鼓励他们树立战胜疾病的勇气，并告诉他们还有医护人员、亲属、朋友在和他们一起面对疾病，使他们感到自己并不孤独。等患者情绪稳定后，再商量疾病治疗的方案。

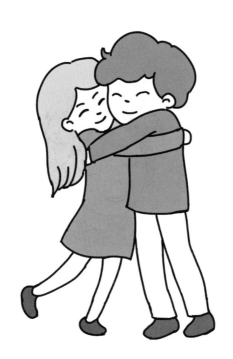

患者问： 在治疗过程中，我感到焦虑，对什么事情都失去了兴趣，甚至感到绝望，该怎么办？这种心情会不会导致病情加重？

医生答： 在治疗过程中，难免会出现一些治疗的副反应，但是随着辅助药物的增加和治疗技术的提高，副反应会越来越轻。大部分恶性肿瘤的治疗时间比较长，在治疗过程中，患者常常出现焦虑、抑郁等情绪，这些都是正常的。首先，目前的研究结果并没有表明短期的焦虑和抑郁等情绪会加重患者的病情；其次，为了缓解和摆脱这些负面情绪，可学习一些放松技巧，如深呼吸放松训练、冥想放松训练、渐进性肌肉放松训练，正念减压；听听音乐，阅读自己喜欢的书籍或者做一些能让自己愉悦的事情等，都可以帮助调整自己的心态。如果长时间不能恢复正常状态，影响了食欲、睡眠、注意力或身体的正常功能，则需要向心理医生咨询和求助了，不要因此感到难堪，因为心理和身体一样都会患病，病了就需要治疗。作为家属要多给患者一些鼓励、表扬以及陪伴，帮助患者战胜困难。

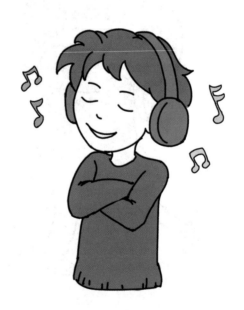

患者问：完成一个疗程的治疗后，我还能正常地生活和工作吗？

医生答：当治疗结束后，回家需要一段时间的调养。此时，不要过于劳累，待身体恢复正常就可以与常人一样地生活和工作，不必总是把自己当作病人。老年人在家可做做家务，年轻人可恢复正常工作，但要注意劳逸结合，适当锻炼，生活有规律，选择健康的生活方式。另外，请记住一定要按时复查啊！

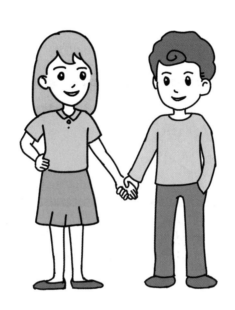

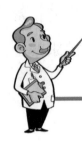

肿瘤患者发生便秘的原因及应对方法

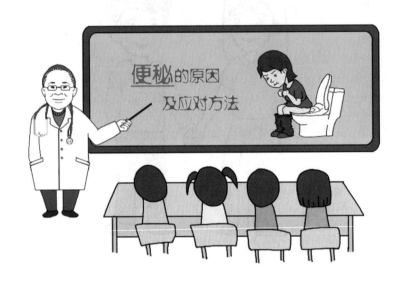

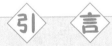

引 言

　　肿瘤患者在治疗过程中可能会发生大便难解、干硬、排便时间延长、腹胀不适等便秘症状，这些症状降低了肿瘤患者的生活质量，了解便秘、合理应对，可以提高肿瘤患者治疗的积极性和信心。

　　徐大爷问：医生，我好多天没有解大便了，给我开点乳果糖嘛，还有开塞露，我太恼火了，肚子胀起饭都吃不下，咋个整嘛？开塞露要多给我开点哈！

　　医生答：这样的现象在肿瘤科是非常常见的，您这是便秘。

徐大爷问：医生，到底什么是便秘？

医生答： 当您2～3天或更长时间未排大便，或者您排出的大便干硬，且排便不畅时，您已经发生便秘了。

徐大爷问：那便秘有什么危害呢？

医生答： 便秘是件非常痛苦的事情，会出现腹胀、腹痛、食欲下降、恶心或呕吐、肛裂、痔疮加重或发炎，肠梗阻等现象，会导致您生活质量下降。便秘也会增加肠道的负担，产生大量的毒素进入体内，使代谢紊乱，从而威胁生命。

徐大爷问：肿瘤患者为什么容易发生便秘呢？

医生答： 便秘的发生有多重因素的影响：一是生理因素。住院后排便环境的改变，可导致生理性便秘；老年患者参与运动的腹肌、膈肌和提肛肌等肌肉的收缩力随着年龄的增加而降低，机体对排便反应的敏感度也不断降低，以70岁以上的老人较为常见。二是心理因素。肿瘤患者经常保持在高度紧张的状态，从而导致神经反射失调，使结肠蠕动不能正常进行，盆底肌群紧张，最终发生便秘。三是疾病因素。肠道内外的良、恶性肿瘤可产生不同程度的梗阻，使肠内容物在肠道内停留时间延长、排出减慢，或干扰肠道的神经支配，或疼痛引起的反射性肠蠕动减慢；盆腔肿瘤在接受放疗后，直肠发生组织

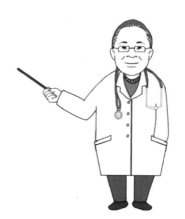

学变化、手术后的肠粘连、化疗后的植物神经病变等都影响肠道功能。四是药物因素。具有神经毒性的化疗药，止吐药，尤其是5-HT3受体拮抗剂类止吐药，以及止痛药都可抑制肠道蠕动，减慢食物在肠道内的运动，肠道吸收了食物中的大量水分，导致粪便干燥变硬。五是饮食因素。肿瘤患者在化疗后为了增加营养，往往比较注重食物的精细度，再加上自身摄取的纤维素水分不足，从而导致肠道系统动力缺乏，使粪便不能完全被软化导致便秘；化疗后患者食欲减退，进食量减少，大便相对减少、难以排出，久而久之，易形成便秘。六是活动减少。长时间治疗导致卧床时间延长，活动减少，肠蠕动受到抑制，从而导致便秘。

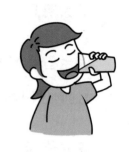

徐大爷问：那我们该如何应对便秘呢？

医生答：可以通过以下方式去应对。

一是养成定时排便的习惯，营造好的排便环境，集中注意力；每日晨起后，分别训练收缩腹肌、肛门，排便10分钟，促进排便习惯的养成。二是饮食调节，多食清淡易消化粗纤维食物，保证每日饮水量在2000～3000毫升。三是平卧于床上做深腹式呼吸，每次15～30分钟，并进行从左到右顺时针方向按摩腹部，每次15～30分钟。四是必要时遵医嘱使用开塞露、缓泻剂或者灌肠，辅以中医治疗可增加疗效。五是听音乐，散步，放松心情，配合治疗。六是重视便秘的危害，保持大便通畅。

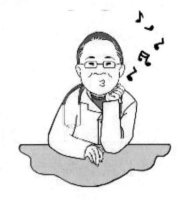

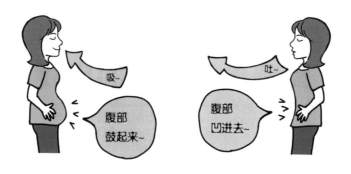

　　总之，肿瘤患者容易发生便秘。便秘不仅会影响您的生活质量，还会影响您的治疗等，因此，预防和治疗便秘，对提高您的生活质量和肿瘤治疗至关重要！

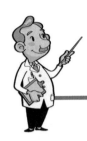

胃癌患者术后的自我管理

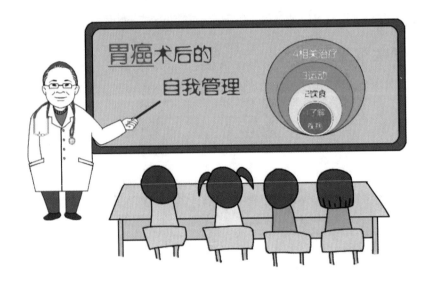

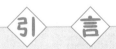

引 言

　　胃癌在我国的发病率较高，且就诊时很多已经是进展期胃癌，死亡率居恶性肿瘤第三位。目前，胃癌的治疗方式和疗效都取得了很大的进步，其中外科手术仍是胃癌最重要的治疗方式，术后的自我管理变得尤为重要，那胃癌术后我们需要怎样进行自我管理呢？

患者问：胃癌的哪些分型或者分期需要手术？

医生答： 如果患者被明确诊断为胃癌，不论是什么病理分型，只要术前检查没有明显转移，身体能承受手术，都应积极争取手术治疗。对于手术方式，医生会根据临床分期及病理类型来选择合适的手术方式。

患者问：术后如何随访？

医生答： 抗癌是一场持久战，不因手术结束就万事大吉。目前的医疗技术虽然很先进，但癌细胞这个"杀手"也很狡猾，好比"间谍"，没有活动的时候我们可能就发现不了，因此术后我们要长期随访。术后两年之内每3个月随访一次；术后2—5年，每半年随访一次；术后5年以上每年随访。随访内容包括血常规、血生化、肿瘤标记物、胸部及全腹增强CT、胃镜及超声内镜、颈部及锁骨下淋巴结彩超等。

患者问：术后病理结果有什么用呢？

医生答： 术后病理结果决定了术后治疗方案，如果在出院时病理结果未出来，一定要记得追踪病理结果。术业有专攻，目前大部分医院术后的治疗，肿瘤内科医生更专业。所以，术后1个月之内请带上病理结果和出院证明到专科门诊就诊，确定术后是否需要进一步治疗以及治疗方案。

患者问：术后饮食需要注意什么？

医生答： 胃癌一般行胃部分切除或胃全部切除术，用小肠来替代胃。

实施的手术方式不一样，消化道的重建方式就不一样。手术后胃的容量会变小，消化通道有可能也有改变，疼痛、反酸和腹胀是很常见的，所以不能像术前一样每日三次正餐，而应该是少食多餐，每天吃六次甚至更多次少量的高蛋白食物（如五次时间安排：7:00~10:00；10:00~12:00；12:00~15:00；15:00~17:00；17:00~21:00）。小口吃，彻底咀嚼碎食物，每餐食量至少减少三分之二。如果某种食物引起不适，请停止食用，一周后再尝试。吃饭时一定要坐起来，饭后保持坐姿45~60分钟。当睡觉时，头至少要比胸部高15 cm。避免使用吸管，避免吸食（啜饮）食物或液体，因为这些动作会导致您吞下空气，从而感觉不适。

患者问：术后活动需要注意什么？

医生答：当提重物时，不要超过4.5 kg，或听从医生告诉您可提重物的极限，避免大运动量的活动。避免长时间坐着不动，每隔1~2小时就站起来走走，散散步，这对改善血液流动和呼吸很重要。不要使用任何含有尼古丁或烟草的产品，如香烟、电子烟和咀嚼烟草，这些会延迟手术后切口的愈合。

患者问：术后如何止痛？我需要了解哪些？

医生答：部分中晚期胃癌患者，若无法进行胃癌根治切除，但因存在消化道出血或肠梗阻等，需要进行手术治疗，仅切除部分肿瘤。术后患者可能存在癌症相关的疼痛，医生根据患者的疼痛进行疼痛专科评估，并进行止痛治疗，患者不能因为害怕吗啡成瘾等，拒绝止痛治疗。规律的止痛治疗能更好地提高生活质量，并且能更好地配合医生抗癌治疗。

患者问：什么是胃癌新辅助放化疗呢？

医生答： 胃癌新辅助放化疗也称胃癌围手术期放化疗，是指当被诊断患胃癌后，在手术前先做放疗和（或）化疗等治疗。目前手术是胃癌唯一的根治手段，那为什么有些患者确诊胃癌后，不直接手术呢？那是因为，如果胃癌处于偏晚期，直接手术可能肿瘤无法被干净地切除。为了能将肿瘤缩小以及杀灭潜在很小的转移复发病灶，让肿瘤能在手术中完全切除，并降低术后的复发及转移的可能性，医生往往会建议患者在手术前先做放疗和（或）化疗等治疗。

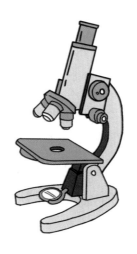

以上回答都属于一个概述，不一定适用于所有人，当您遇到具体问题的时候还请询问专业人士。

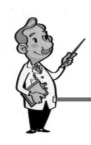

您重视跌倒吗

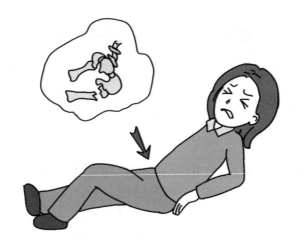

引 言

　　跌倒是指患者不能控制的非故意地倒地或倒在其他较低平面上。我国每年有4000万老人跌倒。跌倒是60岁以上人群发生伤害的头号原因，据研究，5%~15%的跌倒会造成脑部损伤、软组织挫伤、骨折和脱臼等伤害。住院患者每千个住院日就会发生1.4次~18.2次跌倒，肿瘤患者受手术、疼痛、化疗、骨质破坏等影响，发生跌倒的概率和风险会更高。

笔者在工作中多次遇到肿瘤患者发生跌倒。跌倒后常常引起骨折、出血等严重后果，不仅影响患者身体健康，还可能延误治疗，甚至危及生命。毫不夸张地说，跌倒是肿瘤患者不容小觑的问题。

一、您属于跌倒的风险人群吗？

医务工作者通常会使用专业的评估量表进行评估，但是比较常见的危险因素有以下几点。

1. 年龄大于70岁的患者。老年人的肢体协调能力较差，关节活动不够灵敏，易导致跌倒摔伤。

2. 曾发生过跌倒的患者风险系数更高。

3. 头晕。

4. 感觉无力。

5. 食欲差。

6. 视力下降或听力下降。研究表明，有听力、视力、肌力障碍的患者跌倒风险是无障碍患者的2.4倍。

7. 尿频、腹泻。

8. 使用化疗药、降压药、降糖药、止痛药、安眠药、利尿药、麻醉镇静药物、抗高血压药物可能影响患者的神志、精神、视觉、步态、平衡、血压等。放化疗后患者多数较虚弱，使用利尿剂后，增加了患者反复上下床如厕的概率，增加了跌倒的风险。

二、什么时候最容易跌倒?

1.当改变体位时，易造成头晕。通常长时间保持同一个体位后突然改变，如久躺后突然起身，发生一过性低血压，又如着急接电话、排便等，都是造成跌倒的主要因素。

2.当淋浴时，地面湿滑、环境密闭缺氧、洗澡水温过高都是造成跌倒的风险因素。

3.当起夜时，夜间灯光昏暗，影响视线，增加了跌倒的风险。

4.当晨起时，会有头晕现象，也易造成跌倒。

三、怎样预防跌倒?

1.对于有跌倒风险的患者，需要有人随时贴身陪伴，特别是上厕所时。

2.规范放置物品。不要随意在房间内连接电线等绳状物，保持房间走道通畅，尤其是病房的陪伴椅一定要收起、病床的床尾摇柄要及时收好。

3.请穿防滑鞋、不穿拖鞋；裤脚不要太长或太大。

4.起床"三部曲"。即起床时，床上坐 30 秒，床边坐 30 秒，床边站立 30 秒，完成"三部曲"后方可行走。

5. 有人陪伴时才下床，不单独行动，地面湿滑时不活动。

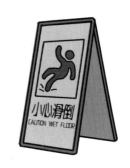

6. 活动时感觉不适要马上说出来，靠墙或就地坐下可以减少伤害程度。

四、跌倒时，怎样减少伤害？

1. 当感到头晕无力时顺势就地坐下，不勉强移动寻找床和椅子。

2. 当跌倒时别用手腕去支撑，易发生手臂骨折，尽量用双手保护头部。

3. 在跌倒后不要马上起身，要先感觉一下身体着地部位是否疼痛，轻轻试一下能否自如活动，如感到活动受限，有可能发生骨折，赶紧呼叫寻求帮助。

营养篇

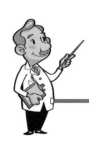

国际防癌膳食模式推荐

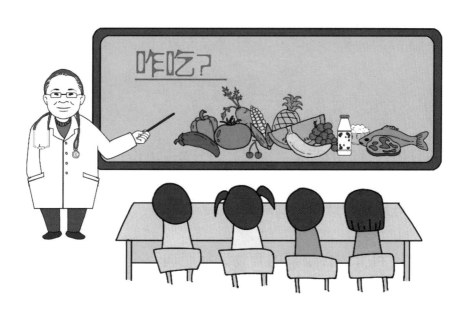

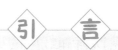

引 言

　　据国家癌症中心最新统计数据显示，我国平均每天有超过1万人被确诊为癌症，每分钟有7人被确诊为癌症。随着国家经济水平的不断提高，居民的食物选择越来越多，一些不健康的饮食习惯也不断出现。膳食是影响癌症发病的重要因素之一，合理膳食可以起到一定的预防作用。

有哪些饮食是被推荐的？下面给大家介绍三种国际公认的防癌饮食模式。

一、DASH饮食模式

DASH饮食（得舒饮食法），是由美国一项大型高血压防治计划发展出来的饮食原则，它不仅对预防高血压有效，同样也是预防肿瘤的推荐饮食模式。DASH饮食是一种强调增加蔬菜、水果的低脂、低盐饮食模式。

DASH的饮食原则为：

① 每日摄入足量的蔬菜、水果，每日8～10份；

② 推荐每日摄入低脂奶制品2～3份；

③ 减少饱和脂肪含量高的食物，如肥肉、全脂乳制品以及椰子油、棕榈仁、棕榈油等热带植物提炼的油；

④ 适量的全谷物、鱼、禽肉和干果类；

⑤ 控制钠、甜点、含糖饮料和红肉的摄入，用白肉取代红肉。

（注：1份蔬菜＝500克，1份水果＝200克，1份奶类＝160毫升。）

DASH饮食方式，减钠是关键。在标准DASH饮食（每日可摄入2300毫克的钠）之外，还有低钠版（每日可摄入1500毫克）的可供不同的健康需求选择。WHO建议每人每日钠的摄入量不超过2000毫克（约食盐5克），而我国居民平均钠摄入量是WHO建议值的2倍以上。

二、地中海饮食模式

"地中海饮食"，泛指希腊、西班牙、法国和意大利等国居民的饮食方式，他们长期以蔬菜、水果、鱼类、五谷杂粮、豆类和橄榄油等为主。其成分特点是高纤维素、高蛋白质、低脂、低热量。

为了适应国内不同地域和民族的饮食习惯特点，在"地中海饮食"的基础上做了调整以适应中国居民的饮食习惯，下面是其饮食基本原则。

① 烹饪时，选用植物油代替动物油及各种人造黄油，尤其推荐橄榄油。但就现在的国内市场来说，橄榄油因产量少售价高，不太适合普通人群。从健康考虑，中国人可以适当增加一些橄榄油的使用，但主要还是应该以植物油为主。

② 限制红肉的摄入，总重以不超过350~450 g/d为宜，以瘦肉为主，不吃加工肉。

③ 推荐以鱼肉或小动物，如鸡鸭肉等替代体积大的肉类（猪、牛等），要保证每周至少能有1~2次鱼虾类菜肴。如果是小鱼小虾，可不去头尾，整体食用，因为鱼虾的活性物质更多集中于头尾部。

④ 适量增加乳制品摄入，最好选用低脂或脱脂乳制品。乳制品易于消化吸收，有乳糖不耐受的患者可以选择酸奶或者舒化奶，减少腹胀、腹泻的发生。

⑤ 摄入种类丰富的植物性食物，包括杂粮、豆类、水果、蔬菜、坚果。

⑥ 适量饮用红酒，可选在进餐时饮用，避免空腹饮用。

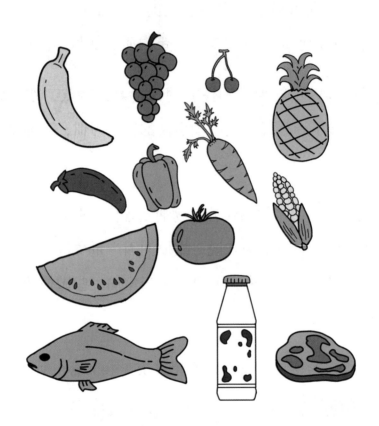

三、TLC饮食模式

TLC饮食也被称为"治疗性生活方式改善"饮食，由美国国立卫生研究院创建，强调饮食要减少饱和脂肪，增加优质蛋白摄入，整体改善身体代谢状况。TLC饮食可有效帮助患者降低LDL胆固醇，血压和甘油三酯水平。其目标是降低低密度脂蛋白胆固醇，保持心脏健康。

TLC饮食原则如下：

① 减少高胆固醇的摄入量，每日摄入量应不超过200毫升；

② 脂肪摄入在25%～30%，脂肪的主要来源是不饱和脂肪；

③ 减少饱和脂肪的摄入量，每日总能量不超过7%；

④ 减少钠的摄入量，每日必须限制在2400毫升或食盐6克以内；

⑤ 增加富含纤维的食物；

⑥ 保持理想体重，但不以减重为目的；

⑦ 适度增加体育锻炼，每天锻炼30分钟，如快步行走。

抗癌膳食模式以维护身体健康为基础，应根据自身的不同条件来选择相应的膳食模式。食物是最好的天然药物，合理健康的膳食模式需要坚持不懈，才能充分发挥出它对健康的积极作用。预防癌症，让我们从饮食出发！

以上是国际公认的几种防癌饮食模式，我国的传统医学也有许多膳食建议，强调因人而异。根据不同的体质选择不同的饮食模式，本书其他章节有专门的介绍。如果还不了解，也可以多跟专业的中医师或营养师交流。

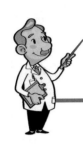

癌症患者术后喝肉汤大补为啥要不得

—— 谈谈癌症术后的饮食

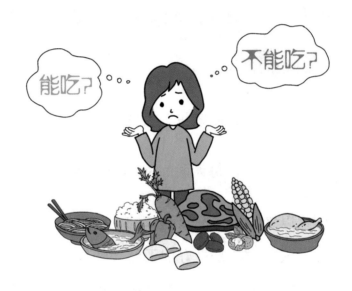

能吃？ 不能吃？

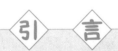

引 言

　　临床上最常听到的就是——"医生，我平时饮食应如何注意？"对于健康或亚健康的人群，当然可以根据体质、症状，做些适当纠正与指导。可癌症患者，是一个特殊群体，患了癌，发现得早，能尽早手术是万幸。有些术前需要先进行放化疗，已经遭受了几轮无形的刀割，术后若饮食不当，不但不能起到"大补"的功效，甚至可能适得其反，造成更重的负担。

近些年，一些发达国家以及国内一些大型的专病医院或专科也更注重营养了。然而，一些患者仍然相信一些偏方、传奇的大补汤，或者说不吃鸡头、不吃牛羊肉……这也不吃、那也不吃；更有甚者，断章取义，提出"饿死癌症"的说法。这些极端的做法，带来的后果往往是胃肠负担加重，营养吸收的有效率降低，没等癌症"饿死"，自己先"饿死"了！

作为现代中医，除了传承，更需要发展，今天我们就从以下这几个方面，简单、科学地解说一番。

肿瘤术后常见的不适反应有哪些？

肿瘤术后的注意事项有哪些？

喝肉汤补的是什么？

什么是肿瘤术后合理的饮食？

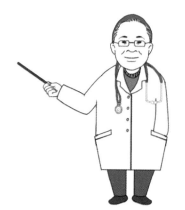

以上几个问题，随便在哪个搜索引擎上，都能搜出几十万或上百万条的结果，最多的有八百多万条，如何筛选、做出正确的选择，请交给您信任的专业人士！

一、癌症手术有哪些？

癌症手术有很多种，包括了诊断性手术、探查性手术、治愈性手术、姑息性手术、辅助性手术、重建与康复手术、预防性手术、远处转移癌和复发性癌瘤切除术。看到这么多手术名称，是不是有点吓着了，其实不用怕，医生让您在手术同意书上签字，是做了充分评估的。今天主要谈谈术后怎么吃，所以，诊断性、探查性的手术可以略过。

而手术的不良反应往往是由于手术方式和手术部位所决定的，但有一些不适反应是共同的，主要包括疼痛、出血（贫血）、感染发热、尿潴留、腹胀、消化功能障碍等，从术后到出院，很多问题是可以得到解决的。但是部分人群的消化功能恢复是一个较为漫长的过程，所以在家恢复期间，科学合理的饮食就成了消化功能恢复的保障。

二、癌症术后，什么才是科学合理的饮食呢？

我们要摒弃一些普遍的认知误区。很多人认为肉汤、鸡汤、鱼汤等是营养上品，术后回家就今天鸡汤、明天鱼汤，而认为煮过汤的肉营养成分已所剩无几。其实，这是极大的误解。蛋白质是人体所需的重要营养素，它是由多种氨基酸结合而成的大分子物质。肉类中含有较多的蛋白质，具有较高的营养价值。生肉经水煮后，一部分氨基酸从蛋白质内解离出来而溶于汤中，但95%的营养成分仍留在肉渣中。而汤的主要成分是水，剩下的主要成分就是脂肪和钠了。所以，您自以为的一碗有营养的肉汤，不过是水、盐和动物油的混合物！而有营养的肉却被舍弃掉，还容易造成"脂肪泻"。这样一看，您还觉得每天肉汤是大补吗？

术后，胃肠功能还没有完全恢复，科学合理的饮食主要遵循以下几项原则。

温——温暖饮食，不刺激；

软——食物柔软、易消化；

慢——细嚼慢咽，促吸收；

少——少食多餐，负担小。

可以先从流质饮食开始，再过渡到半流质饮食、普通饮食。首先，选高热量、高蛋白的食物，如乳制品、豆制品和肉类，以促进伤口愈合，增强免疫力；其次，由于糖类是热量的主要来源，如果摄入糖原不够，则蛋白质就作为热量被消耗掉了，因此，米饭、面条、馒头也是必需的；最后，适当的水果蔬菜，补充维生素和纤维素，促进排便，也是很有必要的。

三、中医如何看重脾胃的功能恢复？

说了这么多外科和营养学专业术语，好像没我们中医什么事了？当然不是。

《医宗必读·肾为先天本脾为后天本论》就说，"有胃气则生，无胃气则死"，可见中医对脾胃的重视程度。所以在术前，可以根据患者的体质和状态，预判容易出现的术后不适症状，提前用些扶助正气、补益气血的中药，也可以食用一些桂圆、红枣、莲子等，这和产科医生鼓励顺产前吃巧克力、喝红牛是一个道理。

术后，由于金刃所伤，气血亏虚，中药调理脾胃和补益气血就更重要了。一些药食同源的药材，如黄芪、当归、山药、陈皮、大枣等，大家并不陌生，但是药材都存在寒热温凉，不能是万人一方，有的人可以吃黄芪当归炖鸡，但是您不一定可以。可以尝试用一些偏性的药物纠正偏性的食物，能不能用、怎么用，还是找个靠谱的中医给您把把脉吧！

所以说，肿瘤术后应注重脾胃功能的恢复。合理搭配，营养均衡，进补不盲目，忌口不绝对。胃口好，身体才能好！

这一讲，针对大多数术后状态良好，可独立进食的患者；针对恶病质患者，我们有专门的肠内、肠外营养补给，可在专业人士指导下应用。

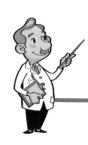

肿瘤患者常见的营养误区

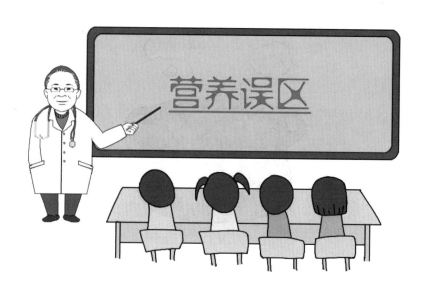

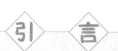

　　对抗肿瘤好比打仗。吃对了，事半功倍；吃不对，则雪上加霜。临床中，有些患者和家属常常听信谣传，曲解"营养"。那么，关于肿瘤患者的常见营养误区有哪些呢？听听四川省肿瘤医院专业营养师为您解答。

误区一：多喝汤，营养都在汤里。

真相：汤的主要成分是水，其营养成分只有食材的5%左右，且蛋白质、钙等属于不溶性成分，喝汤不能补充蛋白质和钙，大量喝汤，会影响其他食物的摄入，反而会导致营养不良。另外，汤里含有大量的嘌呤和一定的脂肪，患有高尿酸血症、肾功不全、胃溃疡等不宜喝汤。

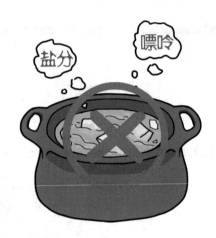

医生建议：要想多地补充营养，汤和肉要一起吃！饭前少量饮用汤可以增加唾液分泌，促进食欲。

误区二：吃得越好，肿瘤长得越快，减少进食，饿死肿瘤。

真相：即使患者不进食，肿瘤细胞也会抢夺患者的营养继续生长，现并没依据表明营养促进肿瘤生长，相反，饥饿还会导致患者营养不良。营养不良的肿瘤患者治疗耐受性较差、并发症较多、生活质量较低、临床预后更差、生存时间更短。

医生建议：良好的营养可增强抗病能力，帮助您顺利完成治疗，减少感染等并发症。

误区三：肿瘤患者多吃甲鱼、猪蹄等能"大补"吗？

真相： 猪蹄、甲鱼含有较多的胶原蛋白，并非优质蛋白，加上这些食物本身比较油腻，患者在患病期间味觉减退、食欲下降、胃肠道功能异常，进食大量高脂肪食物，不但不易消化吸收，还会加重胃肠消化吸收功能的障碍，进一步加重厌食。

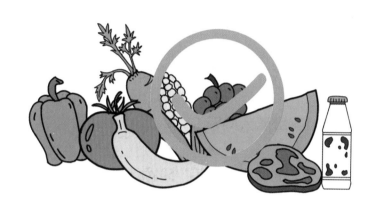

医生建议： 均衡膳食，适当补充优质蛋白，如蛋类、奶类、水产类、禽类、畜类瘦肉等。

误区四："发物"不能吃吗？

真相： 有人认为鸡、海鲜、魔芋、香菜、葱、姜、蒜等都是"发物"，会加快肿瘤生长。其实，鸡肉、大多数海鲜都属于优质蛋白质，比植物蛋白质更易消化吸收。魔芋含丰富可溶性膳食纤维，可维持肠道清洁。香菜、葱、姜、蒜都是我们常用的辛香调味，含有对身体有益的植物化学物，具有抗氧化的作用。

医生建议： 提高饮食中的蛋白质比例会明显提高肿瘤患者的体能及生活质量，增强免疫力。只要没有过敏反应或胃肠道不适，这些东西都可不用忌讳。

误区五：迷信"补品、保健品"。

真相：虫草、灵芝粉等缺乏糖类、蛋白质及脂类等宏量营养素，无法提供充足的能量给机体完成代谢；几万元贵重补品的营养价值不会好于几十元的肠内营养剂。补充营养素及某些植物化学物制剂作为抗癌食品和保健品，目前没有依据证明其具有抗癌作用。

医生建议：均衡饮食比保健品更重要！

误区六：白米粥最养人吗？

真相：精细加工的白米，含有75%淀粉、8%蛋白质、少量B族维生素，煮得越烂B族维生素破坏越多。且白米粥能量密度低，一碗白米粥能量只有一碗米饭的1/2不到。因此白米粥的营养价值不如米饭或馒头。

医生建议：白米粥适合消化功能不佳及虚弱的患者，或吞咽功能不佳患者。粥中可加入一些肉末和蔬菜改善营养结构。对于胃肠道消化功能正常的患者，需进食固体食物。

误区七：蛋白粉能提高免疫力，是肿瘤患者的"标配"。

真相：蛋白粉营养单一，人体免疫系统需要的是均衡营养，而不是单一的食物。营养不均衡反而降低免疫力，盲目大量吃蛋白粉会加重肾脏负担，影响肾功能。国内保健类蛋白粉多为植物蛋白（如大豆蛋白），其吸收利用率低，乳清蛋白才是综合性能最好的蛋白质。

医生建议：可以选择性服用适合自己的蛋白粉，但应在营养师指导下，选择蛋白粉的种类及服用剂量。

误区八：水果的营养比蔬菜好！

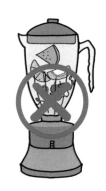

真相：水果的营养价值普遍比蔬菜低，如100克苹果的维生素C含量为4毫克，而100克小白菜的维生素C含量是28毫克。水果榨成汁或用破壁机打成果泥，大量维生素被破坏，营养成分更少。

医生建议："五菜为充，五果为助"（《黄帝内经·素问》）。

误区九：吃泥鳅升白细胞，吃花生衣升血小板吗？

真相：没有哪一种单纯的食物具有明显增加白细胞、血小板的功能。泥鳅含丰富蛋白质，与其他鱼、禽等并无差异；花生衣中含黄酮、酚类物质有促进骨髓巨核细胞增殖作用，但许多食物中都有类似成分。且食物中有效成分较少，难以起到治疗作用，进食过多，会影响正常消化，且易造成胃肠不适。

医生建议：食补只能起到辅助效果，不能替代药物！

误区十：输营养液就可以不吃饭了？

真相：人体通过胃肠道进食，食物再通过肠道吸收，是自然状态。如果长时间不进食，肠黏膜就会萎缩，引起肠道菌群失调、肠道黏膜屏障作用被破坏，导致肠道菌群易位、免疫功能减退。

医生建议： 只要肠道有功能，就要使用它！

各位患者或者家属，如果实在不知道怎么安排患者的饮食，就请到营养专科就诊，听听专业人士的建议，而不是依靠道听途说。

中医/康复篇

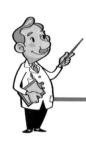

结节、肿瘤为何最喜欢这样的性格

——中医谈"七情六欲"与脏腑的关系

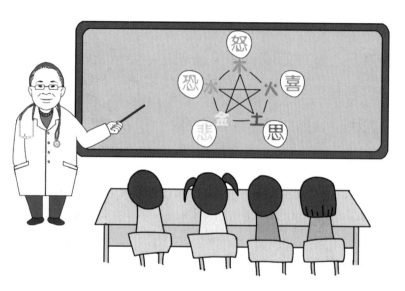

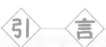

引 言

　　上周接诊了一位34岁的患者，是位年轻的妈妈，确诊"甲状腺乳头状癌"，已手术。同时还发现有乳腺结节、肺结节、子宫肌瘤。这绝不是个案，很多心理学家认为，C型人格易患癌症，所以也称为"癌症性格"，表现为不善表达和宣泄，常压抑与克制情绪。临床中，发现多发结节与癌症患者的性格有关，他们大多数会有纠结、焦虑、爱生气、爱计较，或思虑过重，或"亚历山大"现象。

既然知道偏执性格不好，那为什么还有这么多人控制不住呢？除了外界的压力，自身的脏腑如果出现了问题，在性格表现上也是有先兆的，从而相互影响、恶性循环。

今天，我们主要给大家讲一讲，中医常说的喜、怒、忧、思、悲、恐、惊这七种情志与五脏六腑的关系。

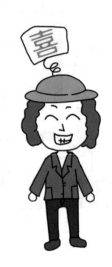

在正常情况下，如果人能够自然调节七情，就不会对身心造成影响；如果情志过用或失控则容易导致身心疾病，甚至成为重要的致病因素。如《素问·经脉别论》所说"生病起于过用"。《素问·举痛论》更是特别指出："怒则气上""喜则气缓""悲则气消""恐则气下""惊则气乱""思则气结"。

中医讲阴阳和五行，那么七情自然也能用阴阳五行来划分，就与五脏六腑联系了起来。《素问·阴阳应象大论》就明确指出："怒伤肝，悲胜怒""喜伤心，恐胜喜""思伤脾，怒胜思""忧伤肺，喜胜忧""恐伤肾，思胜恐"。

说些大家都听过的例子……

一、过喜伤心，代表事件：范进中举

心，主血脉，主神志。喜可使气血流通、肌肉放松、益于恢复机体疲劳。《素问·举痛论》中："喜则气和志达，荣卫通利。"可是，凡事讲究一个度，欢喜太过则阳气浮动，百脉开解，而使心气大动，则精神涣散，可出现大汗出、心悸（异常心慌）、失眠、健忘、神智失常等疾病。《儒林外史》中所记载年老的范进得知自己高中广东乡试第七名亚元，悲喜交集，忽发狂疾的故事，是典型过喜伤心的病例。

二、怒伤肝，代表事件：怒发冲冠

肝，主疏泄，主藏血，怒则气上。中医讲肝多从其舒畅气机的功用上来讲，周身气机的疏导常通过肝来调节，大怒伤肝，常常使肝气瘀滞，肝阳上亢，而导致头目疼痛，胸闷气紧，胸胁胀痛，或是出血性疾病（脑出血）等。在发怒的状态下，更容易冲动，易做出后悔的事情。

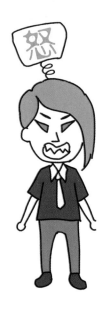

三、忧思伤脾：代表诗句——衣带渐宽终不悔，为伊消得人憔悴

脾，主运化，主升清，主统血，思则气结。青春期到青年时期更

容易忧思过度，先是思虑学习，考试的压力，课业的负担，无不影响着莘莘学子的脾胃，如果饮食再不规律，小小年纪患老胃病的，不在少数；接下来就是相思之苦，茶饭不思，脾胃当然也要闹意见啊！最常见的症状就是气短乏力，头晕目眩，饮食欠佳，胃脘疼痛喜揉按，皮肤肌肉松弛等，一派虚像。

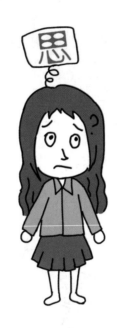

四、悲伤肺：代表人物——林黛玉

肺，主气，司呼吸，主通调水道，主治节，朝百脉，悲则气消。不知道是林妹妹的病，让她的性格如此忧伤，还是她忧伤的性格，让她瘦弱的病体迁延难愈。总之，中医的悲伤肺，伤的是肺调理全身脏腑气机的功能，可以说，肺气弱了，一身的气都弱，气不足，自然懒动，懒言，就成了病恹恹的形象代言。

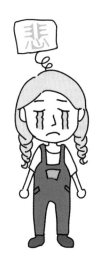

五、恐、惊伤肾：代表词汇——"吓尿了"

肾，主藏精，主水，主纳气。惊则气乱，恐则气下。受到过度的惊吓，肾固摄气和水液的功能同时紊乱，当然就固摄不住膀胱了，自然"吓尿了"。只有及时纠正，才不至于落下毛病。

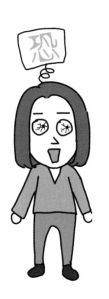

原来，身体的应激反应，预示着我们身体脏腑功能是否协调。平时的锻炼，除了炼胆儿，炼心理素质，更应该调和五脏六腑，使脏腑阴阳平衡，气机调畅。

当然了，中医还说脏腑有相生相克，一个脏腑失调久了，必然会引起相关脏腑的症状。

简单来说：总是担惊害怕、心慌气短、唉声叹气、莫名忧郁想不开、无缘无故发脾气……这些都要引起注意了，可以请专业中医师把把脉，望闻问切四诊合参，看看脏腑气血哪里出了问题，中医药适当干预，同时作息规律，饮食合理，适当运动，避免长期的情绪失调导致身心疾病。当然，发现身边的人有这些问题，除了倾听、开导，也可以给些建议。

一句话，身心都健康才是真的健康！

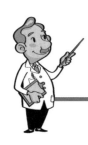

八段锦的作用

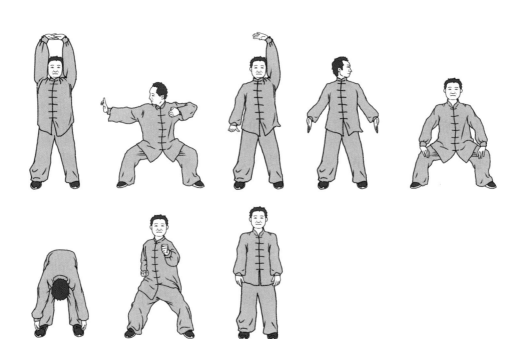

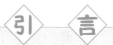

引　言

　　癌症康复是癌症患者在结束医院治疗之后的一个重要问题，大家的疑惑除了怎么吃，还有就是怎么运动。习惯运动的患者无需多言，那么对于没有运动习惯或者想要降低运动强度的患者，什么样的运动比较合适呢？下面将为大家做简单的介绍。

患者问：在手术、放化疗等治疗结束后，我感觉我的体力和精神都大不如前，但是医生还是建议我做适当的运动，什么样的运动适合我呢？

中医师答：癌症康复是目前全世界面临的一个重要问题。研究证实，太极、八段锦、催眠、冥想、引导想象、瑜伽等能安全有效地改善癌症患者躯体及情志的相关症状，有较好的利益风险比，非常适宜患者在医院治疗结束后的康复。

患者问：其中哪种锻炼方式更简单易学呢？

中医师答：其实，不论是哪一种运动方式，领会运动要领、正确的呼吸及动作都是非常重要的。其中，作为保健功法的八段锦要相对简单易习。

患者问：都是运动，八段锦和散步、跑步有什么区别？

中医师答：八段锦是根据中医经络理论而定制的养生气功，它主要是有针对性地锻炼人体的经络、筋经，从而调和阴阳气血、脏腑功能，达到健身祛病的目的。现代研究证明，八段锦对呼吸、运动、循环、免疫、内分泌等系统都具有改善和调节作用，同时可调整人体中枢系统的兴奋水平，促进代谢，降低人体的紧张及忧虑，起到强身健体、改善心境、调节身心的作用。

患者问：八段锦真有这么多作用，是不是真的哟？

中医师答：练习八段锦可以缓解肺癌术后肺阻塞程度，提高活动耐量；可以降低乳腺癌术后淋巴水肿发展程度，促进患肢功能康复；可以降低血清相关焦虑蛋白质阳性检出率，显著改善乳腺癌术后患者焦虑情绪，从而改善患者心理健康状况；可以改善乳腺癌接受芳香化酶抑制剂治疗期间的更年期症状，尤其是在关节痛、潮热、疲劳等；可以降低患者的疲乏程度，提高生活质量。

病友：八段锦这么好，我要赶紧练起来，在哪里可以学习？

中医师答：八段锦分为外八段锦和内八段锦。外八段锦又叫立式八段锦，内八段锦又叫坐式八段锦。我们现在一般练习的是立式八段锦，练习的时候可以参照各大视频平台的《八段锦》（国家体育总局推广版）。

八段锦能够通过肢体的锻炼，促进关节肌群、呼吸肌群的运动，提高韧带的伸展性及弹性，增强肌肉的协调性，有利于肺癌术后肺功能及乳腺癌术后、盆腔肿瘤术后四肢功能的恢复；通过改善神经体液调节、加强血液循环，增强机体免疫水平，利于脏器功能的恢复；有效促进和调节大脑中枢，调和阴阳，适度引起脑内神经递质及吗啡肽等物质的释放，消除不良情绪及认知的影响，修养心性，使身心处于一个比较自然的状态，从而较少焦虑、抑郁等不良心理。长期练习八段锦对癌症患者具有较好的康复作用，其贯穿于癌症治疗的各个阶段，是一种简便易行、值得广泛推广的肿瘤康复锻炼方案。八段锦也体现了中医学的重要观点，就是人体的精气神，才是治病延年的良药。

参 考 文 献

[1] 李双,李明珠,丛青,等.人乳头瘤病毒疫苗临床应用中国专家共识[J].中国妇产科临床杂志,2021,22(02):225-234.

[2] 周红娣,金福明,沈铿.2016年美国妇产科医生学会推荐的宫颈癌筛查及预防指南的解读[J].现代妇产科进展,2016,25(06):401-405

[3] 郑楚丽,宋硕,谭晓瑜,等.宫颈癌筛查方法及其进展[J].海南医学,2021,32(05):662-665.

[4] 李薇,杨汀,王辰.中国慢性阻塞性肺疾病防治现状及进展[J].中国研究型医院,2020,7(05):1-5.

[5] 胡燕萍.五官科鼻咽癌科普知识[J].保健文汇,2017(01):251.

[6] 江丽.肿瘤化疗患者便秘的原因分析及护理对策[J].护理研究,2021,(7):182.

[7] 马淑英,张莹,竭淑菊,等.恶性肿瘤患者化疗后便秘的因素及护理[J].世界最新医学信息文摘,2016,16(28):190-194.

[8] 焦英华.肿瘤患者便秘原因分析及临床干预[J].当代护士(中旬刊),2013(10):154-156.

[9] 樊文彬,蓝海波,谢彦鹏,等.慢性便秘与精神心理障碍的相关性研究[J].中国全科医学,2019,22(34):4272-4276.

[10] 夏燕燕,张嘉,言克莉,蒋书娣,尹悦,纪婕.肺癌患者化疗相关性便秘的肠道康复训练[J].护理学杂志,2019,34(03):55-57.

[11] 朱杰,杨剑锐,马忠.针灸防治肿瘤相关性便秘的研究进展[J].新疆中医药,2021,39(1):99-101.

［12］杨永,王笑民.癌症"心"论[J].辽宁中医杂志,2019,46(1):47-48.

［13］焦丽静,李春杰,李蓉,等.中医药对肺癌术后干预作用的临床研究进展[J].上海中医药大学学报,2010,24(04):90-93.

［14］韩睿,林洪生.健身气功八段锦对非小细胞肺癌术后患者肺功能及生存质量干预疗效的临床研究[J].天津中医药,2016,33(12):715-718.

［15］张少群,刘桂超.乳腺癌术后放疗期间上肢淋巴水肿的护理干预[J].当代护士(下旬刊),2012(08):95-96.

［16］韩燕,王清馨,罗丹,等.八段锦训练对乳腺癌术后患者焦虑及血清相关焦虑蛋白质的影响[J].护理学杂志,2017,32(08):42-44.

［17］兰号.八段锦对AI治疗期乳腺癌患者类更年期综合征及炎症因子的影响[D].广州体育学院,2019.

［18］修闽宁.八段锦对肿瘤化疗病人癌因性疲乏的影响[J].全科护理,2015,13(30):3012-3014.

［19］陶智会,于小伟,骆莹斌,等.八段锦在癌症康复中的研究进展[J].按摩与康复医学,2020,11(16):39-43.

参考文献